北京市垂杨柳医院
北京市临床重点专科培育项目 | 资金资助

U0458996

检验医学实用案例分析与拓展

主审　赵晓涛

主编　路　璐　朱雅迪　宁永忠

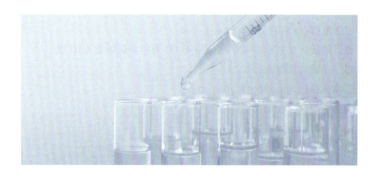

中华医学电子音像出版社
CHINESE MEDICAL MULTIMEDIA PRESS
北　京

图书在版编目（CIP）数据

检验医学实用案例分析与拓展 / 路璐，朱雅迪，宁永忠主编 . — 北京：中华医学电子音像出版社，2024.8

ISBN 978-7-83005-426-7

Ⅰ . R446

中国国家版本馆 CIP 数据核字第 2024PV5317 号

网址：www.cma-cmc.com.cn（出版物查询、网上书店）

检验医学实用案例分析与拓展
JIANYAN YIXUE SHIYONG ANLI FENXI YU TUOZHAN

主　　编：路　璐　朱雅迪　宁永忠
策划编辑：赵文羽
责任编辑：赵文羽
责任印刷：李振坤
出版发行：中华医学电子音像出版社
通信地址：北京市西城区东河沿街 69 号中华医学会 610 室
邮　　编：100052
E-Mail：cma-cmc@cma.org.cn
购书热线：010-51322635
经　　销：新华书店
印　　刷：北京顶佳世纪印刷有限公司
开　　本：710mm×1000mm　1/16
印　　张：15.25
字　　数：242 千字
版　　次：2024 年 8 月第 1 版　2024 年 8 月第 1 次印刷
定　　价：100.00 元

内容提要

　　本书总结了检验医学一线工作者日常工作中遇到的疑难检验报告案例，内容涵盖临床血液学检验、体液学检验、微生物学检验、生物化学检验、免疫学检验、分子生物学检验、输血学检验、质量控制与医患关系八个方面。在对疑难检验报告案例进行总结和剖析的基础上，拓展相关知识，使读者通过案例学习疑难检验报告的处理方法，并且将其应用于工作实践中，触类旁通地解决类似问题。

　　本书不仅适用于已在临床工作的检验工作者和医师，还可作为检验医学专业学生的拓展阅读资料。

编 委 会

主　审　赵晓涛

主　编　路　璐　朱雅迪　宁永忠

副主编　王俊文　张　静＊　刘　薇

编　委（按姓名笔画排序）

于　波（北京市垂杨柳医院）

马栩妍（北京市垂杨柳医院）

王红敏（北京市垂杨柳医院）

王俊文（北京市垂杨柳医院）

石艳曦（北京经开区荣华社区卫生服务中心）

田淑琳（南京市六合区人民医院）

付琪瑶（北京市垂杨柳医院）

宁永忠（北京市垂杨柳医院）

朱雅迪（北京市垂杨柳医院）

任晓丹（北京市垂杨柳医院）

刘　肖（北京市垂杨柳医院）

＊北京市垂杨柳医院 检验科免疫组

刘　薇（北京市垂杨柳医院）

刘丽环（北京市垂杨柳医院）

刘淑娜（北京市垂杨柳医院）

李　祥（北京市垂杨柳医院）

张　静（北京市垂杨柳医院　检验科体液组）

张　静（北京市垂杨柳医院　检验科免疫组）

张志伟（北京市垂杨柳医院）

陆伟伟（北京市垂杨柳医院）

陈　齐（北京市垂杨柳医院）

周　菁（北京市垂杨柳医院）

赵敬焕（北京市垂杨柳医院）

徐　飞（东部战区总医院秦淮医疗区）

高慧双（北京市垂杨柳医院）

程　珍（北京市垂杨柳医院）

路　璐（北京市垂杨柳医院）

潘裕莹（北京市垂杨柳医院）

序

在医学领域的广袤天地中，检验医学以其独特的视角和准确的技术，为疾病的诊断、治疗和预防控制提供了坚实的基础。作为现代医学不可或缺的一部分，检验医学通过科学的手段，对临床标本进行细致的分析和解读，为临床决策提供宝贵的证据。

检验医学自诞生以来，便伴随着医学科学的进步而不断发展。从最初简单的观察和肉眼辨识，到如今的分子生物学和遗传工程技术的应用，每一次技术革新都或多或少地改变了检验医学的范围、准确性、重复性等。高通量、高自动化的检测仪器设备层出不穷，极大地提升了工作效率，也推动了检验医学向更高层次迈进。

在临床实践中，检验医学涉及的项目繁多，包括但不限于血常规检测、尿常规检测、化学检测、免疫学检测、微生物检测等。这些检验项目不仅可为临床医师提供丰富的诊断信息，帮助患者及时了解自己的健康状况，还可以发挥辅助治疗、辅助防控等作用。检验医学证据有时是不可替代的，甚至是决定性的。

一个完整的检验流程，从样本的接收到最终报告的出具，需要经过多个环节的严格把控。其中，质量管理体系起到至关重要的作用。通过对人员、设备、环境、方法等各个方面的严格监管，确保检验结果的准确性和可靠性；同时，实验室内部的质量控制和质量保证措施，也为患者提供了更加安全、有效的医疗服务。

本书对日常检验工作中可能遇到的一些问题进行了分析及拓展，涉及临床血液学检验、生物化学和免疫学、微生物学、输血学及质量控制各个方面，注重理论与实践的结合，在鼓励读者思考的同时，也能将所学所得应用于日常检验工作中。对于初入检验科的工作人员来讲，阅读本书可以在思考中得到帮助。同时也希望每一位翻开这本书的读者，都能从中找到属于自己的那份启示

1

和力量。

　　本书作者团队是一线从事实际检验工作的专业人员，对具体操作过程及检验问题有自己的经验、思考和收获，当然也有一定的不足和薄弱之处。由此，本书必然会有一定的不完美、瑕疵，乃至可能的错误。衷心希望各位同道可以共同讨论，随时指正，多多批评！

　　是为序！

赵晓涛

教授　博士研究生导师

首都医科大学附属北京友谊医院检验科主任

前　言

检验医学发展至今，已成为现代医学不可或缺的一部分。对于临床诊断来说，部分检验结果可以直接确诊疾病，部分结果则发挥辅助诊断的作用。检验医学工作者一直在为提高检验结果的准确性和重要性而不断努力。检验项目的检测，由最初的全手工操作，发展至现在的全自动化检测，以及各种基因检测和组学检测，促使检验医学在疾病的诊断、处置、预测、评估和防控中发挥着越来越重要的作用。然而，随着检验项目和检验方法的不断增多，难以解释的结果也随之增多，临床医师在根据一些检验结果对疾病进行诊断时也会产生困惑。

本书总结了检验医学一线工作者日常工作中遇到的疑难检验报告案例，从临床血液学检验、体液学检验、微生物学检验、生物化学检验、免疫学检验、分子生物学检验、输血学检验、质量控制与医患关系这八个方面进行总结和剖析，并且对相关知识进行拓展，使各位读者通过案例学习疑难检验报告的处理方法，并且可将其应用于工作实践中，触类旁通地解决类似问题。本书不仅适用于已在临床工作的检验工作者和医师，还可作为检验医学专业学生的拓展阅读资料。

在此，衷心感谢赵晓涛教授给予的精心指导，同时也感谢各位编委在繁忙的检验工作中不忘总结经验教训并进行梳理。本书初步尝试以案例分析和知识拓展的模式进行编写，涉及知识面较广，书中难免有不足之处，还望各位专家、同道和读者给予批评指正。谨此致谢！

主　编

2024 年 7 月

目录

第五章 临床免疫学检验 实用案例

第一章
临床血液学检验
实用案例

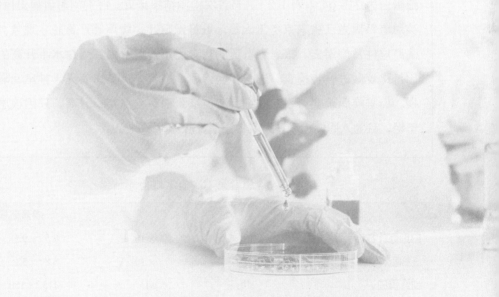

一 年轻女性入职体检发现血红蛋白极高

案例介绍

患者，女性，26岁。体检时发现血常规检测结果异常（表1-1），红细胞计数为 6.78×10^{12}/L，血红蛋白为 219 g/L。健康成年女性的血红蛋白水平参考范围为 115～150 g/L，男性为 130～175 g/L，< 50 g/L 或 > 199 g/L 即为危急值水平。本例患者为年轻女性，检查目的是入职体检，血红蛋白水平却如此高，令人很疑惑。虽经同管血、同仪器复查后结果一致，但检测者仍心有疑虑，考虑是否存在标本有误、检测有误等随机误差。在沟通后，患者来医院重新采血复查。结果显示，红细胞计数为 6.78×10^{12}/L，血红蛋白为 215 g/L（表1-2），与首次检测结果接近。经询问患者病史得知，该患者系黑龙江省来京务工人员，近日无呕吐、腹泻等严重脱水现象，无高原居住及旅游史。该患者自诉的病史仍不能解释血红蛋白水平升高的原因，建议做进一步检查。进一步问诊后，患者自诉其患有先天性室间隔缺损。心脏疾病确实可引起红细胞和血红蛋白等检测指标升高，只因该患者年轻，且为入职体检者，无其他不适，故忽略了此点。

表 1-1　患者第 1 次血常规检测结果

项目	结果	单位	参考范围
白细胞计数	7.9	$\times 10^{9}$/L	3.5～9.5
红细胞计数	6.78 ↑	$\times 10^{12}$/L	3.8～5.1
血红蛋白	219 ↑	g/L	115～150
血细胞比容	0.648 ↑	—	0.35～0.45
平均红细胞体积	95.6	fl	82～100

项目	结果	单位	参考范围
平均红细胞血红蛋白含量	32.3	pg	27～34
红细胞平均血红蛋白浓度	339	g/L	316～354
红细胞体积分布宽度	11.2 ↓	—	11.6～13.7
血小板计数	147	×10⁹/L	125～350
血小板平均体积	8.7	fl	6.8～13.5
中性粒细胞百分数	51.9	%	40～75
淋巴细胞百分数	35.5	%	20～50
单核细胞百分数	5.1	%	3～10
嗜碱性粒细胞百分数	6.2 ↑	%	0～1.0
嗜酸性粒细胞百分数	1.3	%	0.4～8.0
中性粒细胞计数	4.1	×10⁹/L	1.8～6.3
淋巴细胞计数	2.8	×10⁹/L	1.1～3.2
单核细胞计数	0.4	×10⁹/L	0.1～0.6
嗜碱性粒细胞计数	0.49 ↑	×10⁹/L	0～0.06
嗜酸性粒细胞计数	0.1	×10⁹/L	0.02～0.52

注：—. 无内容。

表 1-2　患者第 2 次血常规检测结果

项目	结果	单位	参考范围
白细胞计数	10.1 ↑	×10⁹/L	3.5～9.5
红细胞计数	6.72 ↑	×10¹²/L	3.8～5.1
血红蛋白	215 ↑	g/L	115～150
血细胞比容	0.641	—	0.35～0.45
平均红细胞体积	95.4	fl	82～100
平均红细胞血红蛋白含量	32.1	pg	27～34
红细胞平均血红蛋白浓度	336	g/L	316～354
红细胞体积分布宽度	11.1 ↓	—	11.6～13.7
血小板计数	166	×10⁹/L	125～350
血小板平均体积	8.2	fl	6.8～13.5

项目	结果	单位	参考范围
中性粒细胞百分数	58.8	%	40～75
淋巴细胞百分数	31.4	%	20～50
单核细胞百分数	5.1	%	3～10
嗜碱性粒细胞百分数	3.5 ↑	%	0～1.0
嗜酸性粒细胞百分数	1.2	%	0.4～8.0
中性粒细胞计数	6.0	$\times 10^9$/L	1.8～6.3
淋巴细胞计数	3.2	$\times 10^9$/L	1.1～3.2
单核细胞计数	0.5	$\times 10^9$/L	0.1～0.6
嗜碱性粒细胞计数	0.35 ↓	$\times 10^9$/L	0～0.06
嗜酸性粒细胞计数	0.1	$\times 10^9$/L	0.02～0.52

注：一. 无内容。

【案例分析】

本例患者体检时发现血红蛋白水平异常升高，自诉患有先天性室间隔缺损，经分析血红蛋白水平升高可能由心功能异常所致。

先天性心脏病（简称"先心病"）在我国的发生率呈逐年上升趋势，普通人群中存在着一定比例的先心病患者。有资料显示，室间隔缺损、房间隔缺损及动脉导管未闭这3种疾病在先心病患者中最为常见，而肺动脉高压是肺血流增多型先心病最常见的并发症。室间隔缺损为左向右分流，此型先心病由于早期肺血流量增多、肺毛细血管压增高、肺间质渗出增加，导致肺泡与毛细血管间通气屏障增厚，肺间质渗出增加，而氧气的弥散能力仅为二氧化碳的1/20，因此，患者首先表现为缺氧症状；随着病情的进展，肺动脉压力增高时，由于高流量、高压力的作用，刺激肺小血管平滑肌表型由收缩型向合成型转化，引起平滑肌细胞增殖和成纤维细胞大量分泌胶原纤维，使肺小动脉管壁增厚、血管中膜和内膜增厚、弹性下降、管腔狭窄或闭塞；同时，刺激肺毛细血管内皮细胞代偿性增生，使其基膜增厚，引起毛细血管腔狭窄，并使肺泡毛细血管膜总厚度增加，导致肺弥散功能下降，进一步加重缺氧症状，使血液中红细胞和血红蛋白呈代偿性增多。通常情况下，红细胞和血红蛋白应有一定的正比例关系。

血红蛋白增多可使血液黏稠度增高，阻力增大，血压升高，是引起心脑血管病变的主要原因。因此，病理性血红蛋白明显增多一定要及时就医，查明原因，对症治疗；同时，注意饮食结构，多进行户外运动，促进身体新陈代谢。

【知识拓展】

红细胞和血红蛋白增多的常见原因包括生理性原因和病理性原因，具体如下。

1. 生理性原因

（1）机体缺氧：如新生儿（增加 35%）、高山居民（增加 14%）、登山运动员、剧烈运动和体力劳动等。

（2）雄激素增高：如成年男性高于女性。

（3）肾上腺皮质激素增高：如情绪波动等。

（4）长期大量吸烟。

（5）静脉压迫时间 > 2 min（增高 10%）。

（6）毛细血管血比静脉血测定结果高（增加 10% ～ 15%），日内差异（上午 7：00 最高）。

2. 病理性原因

（1）原发性增多：如真性红细胞增多症、良性家族性红细胞增多症等。

（2）继发性增多：如房室间隔缺损、法洛四联症等各种先天性心血管疾病；肺气肿、肺源性心脏病、肺纤维化、硅肺和各种引起肺气体交换面积减少的疾病；异常血红蛋白病；肾上腺皮质功能亢进（库欣病）；某些药物导致，如肾上腺素、糖皮质激素等。

（3）相对性增多：如呕吐、严重腹泻、多汗、多尿、大面积烧伤、晚期消化道肿瘤导致长期不能进食等。

【参考文献】

［1］刘成玉，林发全. 临床检验基础［M］. 4 版. 北京：中国医药科技出版社，2019.

［2］VAN DER BOM T, ZOMER A C, ZWINDERMAN A H, et al. The changing epidemiology of congenital heart disease［J］. Nat Rev Cardiol, 2011, 8（1）: 50-60.

［3］MUTLUER F O, ÇELIKER A. General concepts in adult congenital heart disease［J］. Balkan Med J, 2018, 35（1）: 18-29.

[4] 刘小清，麦劲壮，庄建. 先天性心脏病流行病学研究方法新认识 [J]. 中国循环杂志, 2011, 26 (1): 74-76.

[5] 科恩. 成人心脏外科学：第 5 版 [M]. 郑哲, 译. 北京：人民卫生出版社, 2022.

二 新生儿血常规结果变化大

案例介绍

新生儿，男性，1 天。以"新生儿湿肺和心脏杂音性质待查"收入院，出生后进行常规检查，3 次血常规检测结果见表 1-3。该新生儿第 1 次血红蛋白检测结果为 164 g/L，而第 2 次为 126 g/L。由于 2 天血红蛋白检测结果差异较大，儿科医师对此提出质疑，故检验师进行了结果回顾。首先，回看仪器 A 上血常规检测结果未报异常，当天质量控制（简称"质控"）在控；用仪器 B 复查，结果相符。综合该新生儿病情分析可能影响原因为：第 1 次检测血标本为出生 1 h 内立即采血，患儿血液可能处于浓缩状态。第 2 次检测血标本为出生第 1 天采血，在此过程中患儿已进行输液治疗，并进食，血液可能被稀释，建议医师间隔 1 天后再次采血复查。第 3 次检测血标本为出生第 3 天采血，结果显示，血红蛋白为 143 g/L。查阅相关资料，有文献表明，新生儿各日龄段组间（1～3、4～7、8～14、15～21、22～28 天）比较有统计学差异（表 1-4）。

表 1-3 患儿 3 次血常规检测结果对比

项目	第 1 次结果	第 2 次结果	第 3 次结果
白细胞计数	18.5×10^9/L	18.5×10^9/L	11.2×10^9/L
红细胞计数	5.01×10^{12}/L	3.79×10^{12}/L	4.31×10^{12}/L

项目	第 1 次结果	第 2 次结果	第 3 次结果
血红蛋白	164 g/L	126 g/L	143 g/L
血小板计数	341×10^9/L	109×10^9/L	142×10^9/L

表1-4 不同日龄新生儿血红蛋白、平均红细胞体积及红细胞体积分布宽度均值对比（$\bar{x} \pm s$）

日龄/天	n	血红蛋白/（g/L）	平均红细胞体积/%	红细胞体积分布宽度/fl
1～3	246	188.0 ± 14.3	15.7 ± 1.6	105.9 ± 4.2
4～7	156	173.0 ± 12.6	15.2 ± 1.6	104.2 ± 5.0
8～14	138	164.0 ± 12.6	14.9 ± 1.0	102.0 ± 5.0
15～21	110	147.0 ± 12.0	14.7 ± 0.9	99.7 ± 4.4
22～28	78	132.0 ± 11.2	14.5 ± 1.0	98.0 ± 3.4
F	—	384.23	21.38	68.00
P	—	< 0.01	< 0.01	< 0.01

注：—.无内容。

【案例分析】

新生儿的血细胞分析结果变化较大，但多为生理性变化。遇见此种情况不必过于紧张，可从检验技术和临床表现综合分析原因，鉴别生理性和病理性异常。当临床医师对检测结果有异议时，应有如下的解决思路。

1. 回看仪器结果有无异常报警，并检查当天室内质控是否失控。

2. 使用不同仪器重新检测医师怀疑的样本。

3. 查看患者病历，询问患者病情、治疗情况，以及采血时的状态，结合理论知识给予合理解释。

4. 与临床医师沟通采血环节有无异常。

5. 针对有疑议的问题进行拓展延伸，查阅相关文献、资料进行佐证与学习。

【参考文献】

[1] 陶黎梅，凌万里，朱怿东，等. 新生儿期不同日龄静脉血血红蛋白、平均红细胞

体积及红细胞体积分布宽度变化规律研究 [J]. 中国中西医结合儿科学，2013，28（5）：460-461.

[2] GALLAGHER P G. The neonatal erythrocyte and its disorders [M] // ORKIN S H, NATHAN D G, GINSBURG D, et al. Nathan and Oski's hematology and oncology of infancy and childhood. 8th ed. Philadelphia：Elsevier，2015：52.

[3] KLING P J, SCHMIDT R L, ROBERTS R A, et al. Serum erythropoietin levels during infancy：associations with erythropoiesis [J]. J Pediatr, 1996, 128（6）：791-796.

[4] HOLLAND B M, JONES J G, WARDROP C A. Lessons from the anemia of prematurity [J]. Hematol Oncol Clin North Am, 1987, 1（3）：355-366.

[5] MATOTH Y, ZAIZOV R, VARSANO I. Postnatal changes in some red cell parameters [J]. Acta Paediatr Scand, 1971, 60（3）：317-323.

三 有核红细胞干扰白细胞计数标本的处理

案例介绍

患者，女性，78 岁。入院进行血常规检测，检测结果显示，白细胞计数明显增多（55.3×10^9/L）。核对该患者历史检查结果，白细胞计数检测结果范围在（$8.0 \sim 29.9$）$\times 10^9$/L。此次血常规检测结果触发复检规则，故进行复检，寻找白细胞异常增多的原因。首先回看仪器，全血细胞分析结果可见细胞直方图异常、白细胞分类散点图异常，异常结果报警见图 1-1；然后，进行血涂片、染色、镜检，可见大量有核红细胞（图 1-2）。为确保结果准确，进行了手工法白细胞计数校正，校正后白细胞计数结果为 39.5×10^9/L（表 1-5），并在检验报告中备注 "白细胞计数为校正后结果，血细胞形态可见有核红细胞，白细胞：有核红细胞 =100：40"。

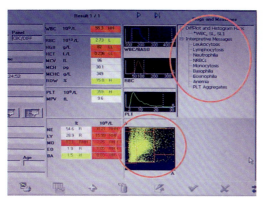

图1-1　全血细胞分析仪异常结果报警图

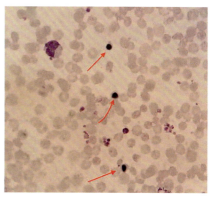

图1-2　全血细胞涂片（瑞氏染色，油镜 ×100）

注：箭头所指表示示有核红细胞。

表1-5　患者校正后的血常规检测结果

项目	结果	单位	参考范围
白细胞计数	39.5 ↑	$\times 10^9/L$	3.5 ～ 9.5
红细胞计数	2.73 ↓	$\times 10^{12}/L$	3.8 ～ 5.1
血红蛋白	82 ↓	g/L	115 ～ 150
血细胞比容	0.236 ↓	—	0.35 ～ 0.45
平均红细胞体积	86.3	fl	82 ～ 100
平均红细胞血红蛋白含量	30.1	pg	27 ～ 34
红细胞平均血红蛋白浓度	349	g/L	316 ～ 354
红细胞体积分布宽度	15.9 ↑	—	11.6 ～ 13.7
血小板计数	391 ↑	$\times 10^9/L$	125 ～ 350
血小板平均体积	12.2	fl	6.8 ～ 13.5
中性粒细胞百分数	54.6	%	40 ～ 75
淋巴细胞百分数	28.9	%	20 ～ 50
单核细胞百分数	13.1 ↑	%	3 ～ 10
嗜碱性粒细胞百分数	1.5 ↑	%	0 ～ 1.0
嗜酸性粒细胞百分数	1.9	%	0.4 ～ 8.0
中性粒细胞计数	21.6 ↑	$\times 10^9/L$	1.8 ～ 6.3
淋巴细胞计数	11.4 ↑	$\times 10^9/L$	1.1 ～ 3.2

项目	结果	单位	参考范围
单核细胞计数	5.2 ↑	$\times 10^9$/L	0.1 ～ 0.6
嗜碱性粒细胞计数	0.59 ↑	$\times 10^9$/L	0 ～ 0.06
嗜酸性粒细胞计数	0.7 ↑	$\times 10^9$/L	0.02 ～ 0.52

注：一. 无内容。

【案例分析】

常用的血细胞分析仪不能完全区分有核红细胞。当外周血中出现有核红细胞时，白细胞计数会被严重干扰，表现为白细胞总数假性增多，对白细胞分类也有一定影响。处理有核红细胞干扰最经典的检验方法是涂片染色显微镜计数 100 个白细胞的同时计数到的有核红细胞数，白细胞：有核红细胞 =100：X，即校正公式［校正白细胞数 = 校正前白细胞数 ×（100/100 + 有核红细胞数）］。再用显微镜进行分类计数以排除仪器中的干扰。

此案例提示我们，发现异常结果时首先应查看仪器显示的结果，查看有无异常直方图、散点图及报警。异常结果进行推片染色后，应注意查看有无异常细胞；如发现异常细胞，一定要及时与临床医师沟通。此外，平时应多积累经验，提升对血细胞形态的识别能力。

【知识拓展】

白细胞异常的主要原因如下。

1. 生理性原因　白细胞增多常为一过性，未引起白细胞质量的改变。

（1）新生儿的白细胞计数较多，可达到（15 ～ 30）$\times 10^9$/L，但通常在 3 ～ 5 天后降至 10×10^9/L。

（2）通常活动和进食后较高，安静放松时则相对较低。

（3）1 天内白细胞计数可相差 1 倍，早晨较低，下午较高。

（4）剧烈运动、剧痛、极度恐惧等均可使白细胞计数短时增多。

（5）妊娠期，特别是妊娠晚期白细胞计数增多，分娩时可高达 34×10^9/L，产后 2 ～ 5 天可恢复正常；女性绝经期、月经期则可减少。

（6）饮酒、大量吸烟、冷浴时，白细胞计数也可增多。

由于以上生理性因素，同一检测对象的白细胞计数波动可高达50%。

2. 病理性原因

（1）白细胞计数增多

1）可见于全身感染，如败血症、肺炎、猩红热等。

2）可见于各种球菌引起的急性感染及化脓性炎症，如阑尾炎、中耳炎、脓肿、扁桃体炎等。

3）可见于急性中毒，如尿毒症、糖尿病酮症酸中毒、汞中毒、铅中毒等。

4）可见于严重的组织损伤、外伤、烧伤、急性出血、急性溶血、大手术后。

5）可见于恶性肿瘤、粒细胞血液病等。

6）可见于类白血病反应，若存在严重感染，白细胞计数 $> 20 \times 10^9 / L$。

（2）白细胞计数减少

1）病毒感染最常见，如流行性感冒病毒、肝炎病毒、水痘 - 带状疱疹病毒、风疹病毒等感染。

2）可见于某些传染病，如伤寒、副伤寒、疟疾等。

3）可见于某些血液病，如再生障碍性贫血、白细胞减少性白血病、粒细胞缺乏症。

4）可见于化学药品及放射损害，如 X 线照射、镭照射、晚期砷中毒等。

5）可见于自身免疫性疾病及脾功能亢进等。

【参考文献】

［1］尚红，王毓三，申子瑜. 全国临床检验操作规程［M］. 4版. 北京：人民卫生出版社，2015.

［2］程娟，姚如恩，杨蔺，等. 新生儿外周血有核红细胞对白细胞计数的影响［J］. 检验医学，2017，32（7）：616-618.

［3］STACHON A, SONDERMANN N, IMOHL M, et al. Nucleated red blood cells indicate high risk of in- hospital mortality［J］. J Lab Clin Med, 2002, 140（6）：407-412.

［4］CONLAN M G, ARMITAGE J O, BAST M, et al. Clinical significance of hematologic parameters in non- Hodgkin's lymphoma at diagnosis［J］. Cancer,

1991, 67（5）: 1389-1395.

[5] DELSOL G, GUIU-GODFRIN B, GUIU M, et al. Leukoerythroblastosis and cancer frequency, prognosis, and physiopathologic significance [J]. Cancer, 1979: 44（3）: 1009-1013.

[6] O'Keane J C, Wolf B C, Neiman R S. The pathogenesis of splenic extramedullary hematopoiesis in metastatic carcinoma [J]. Cancer, 1989, 63（8）: 1539-1543.

四 白细胞计数连续数天波动的原因

案例介绍

患者，女性，84 岁。入院后进行血常规检测，白细胞计数连续数天波动（表 1-6）。第 1 天血常规检测结果显示，白细胞计数为 5.5×10^9/L；第 2 天为 8.1×10^9/L；第 4 天为 2.8×10^9/L；第 4 天的白细胞计数较前 2 天明显减少。医师提出质疑，故于第 4 天当天重新采血，检测结果显示，白细胞计数为 2.5×10^9/L，与之前（第 4 天）的 2.8×10^9/L 无明显差异。患者于第 5 天再次进行血常规检测，白细胞计数为 7.8×10^9/L，与第 4 天相比明显增加。究竟是何原因？

检验科首先从检验质控方面寻找原因。回顾检测过程，第 4 天和第 5 天均使用不同仪器进行复查，近几天的室内质控结果都在控，操作人员有资质，前后其他患者的标本检测结果无明显异常，血红蛋白和血小板检测结果无明显变化，认为检验过程无误。建议临床医师根据患者病情及用药情况进一步分析。经分析，该患者从第 2 天开始静脉使用泮托拉唑钠，已有文献表明该药有减少白细胞的不良反应。

表 1-6　患者数天内血常规检测结果对比

日期 / 时间	白细胞计数 / (×10⁹/L)	血红蛋白 / (g/L)	血小板计数 / (×10⁹/L)
第 1 天	5.5	93	113
第 2 天	8.1	101	106
第 4 天第 1 次	2.8 ↓	95	113
第 4 天第 2 次	2.5 ↓	99	97
第 5 天	7.8	105	103

【案例分析】

当临床医师质疑检验结果与患者病情不符时，检验师首先应找出被质疑标本进行复查，并回顾被质疑结果报告当时的操作是否正确、当天质控是否在控、试剂仪器是否正常。在确保质疑标本结果无误的情况下，及时与临床医师沟通，分析是否为检验前因素的影响（包括采血相关事宜、血标本的运送等），并建议临床结合治疗用药等相关因素查找原因，必要时可及时重新采血复测。已有数篇研究发现药源性严重白细胞减少病例。朱雨等研究发现，抗肿瘤药和抗感染药可引起白细胞减少和粒细胞缺乏症，其中抗肿瘤药紫杉醇（白蛋白结合型）最常见。肖宇等研究发现，氯氮平、氯丙嗪等抗精神病药物可导致白细胞减少。

【参考文献】

［1］谢梅珍，许小鑫，曾梅芳. 注射用泮托拉唑钠致白细胞、血小板减少 1 例［J］. 中国药师，2017，20（9）：1611.

［2］朱雨，郭代红，孔祥豪，等. 82 425 例住院患者发生药源性严重白细胞减少及粒细胞缺乏的特点分析［J］. 中国临床药理学杂志，2021，37（18）：2503-2507.

［3］肖宇. 单用或联用多种抗精神病药致白细胞减少 1 例［J］. 汕头大学医学院学报，2019，32（4）：245-246.

［4］MUNIR F，JAVAID H W，RANA M B M，et al. Ceftriaxone-induced reversible agranulocytosis：a case report and review of drug-induced agranulocytosis［J］. Cureus，2022，14（3）：e23226.

［5］VICENTE N，CARDOSO L，BARROS L，et al. Antithyroid drug-induced agranulocytosis：state of the art on diagnosis and management［J］. Drugs R D，

2017, 17（1）: 91-96.

［6］JOHNSTON A, UETRECHT J. Current understanding of the mechanisms of idiosyncratic drug-induced agranulocytosis［J］. Expert Opin Drug Metab Toxicol, 2015, 11（2）: 243-257.

［7］LHOMME F, OCHMANN M, LAMY T. Drug-induced agranulocytosis［J］. Rev Prat, 2015, 65（5）: 697-700.

［8］王书春. 药物诱导的中性粒细胞减少和粒细胞缺乏［EB/OL］. https://www.uptodate. cn/contents/drug-induced-neutropenia-and-agranulocytosis. html, 2022.09.21.

五 同一天内白细胞计数波动的原因

案例介绍

患者，女性，77岁。在同一天内的不同时间段进行3次血常规检测（表1-7～表1-9），白细胞计数波动明显，临床医师对3次血常规检测结果提出疑问，因此，检验科对3份标本在同一型号不同仪器上进行了复查，结果与上一次无差异。同时，为鉴别是否采错患者血标本，对3个标本进行血型鉴定，结果显示血型一致，而且3个血标本的红细胞、血红蛋白、血小板结果无明显差异，判定未采错血标本。那么，为什么同一患者同一天内白细胞计数波动如此明显呢？

表1-7　患者第1次血常规检测结果

项目	结果	单位	参考范围
白细胞计数	5.1	$\times 10^9$/L	3.5 ～ 9.5
红细胞计数	3.17 ↓	$\times 10^{12}$/L	3.8 ～ 5.1
血红蛋白	100 ↓	g/L	115 ～ 150

项目	结果	单位	参考范围
血细胞比容	0.299 ↓	—	0.35～0.45
平均红细胞体积	94.5	fl	82～100
平均红细胞血红蛋白含量	31.5	pg	27～34
红细胞平均血红蛋白浓度	334	g/L	316～354
红细胞体积分布宽度	12.3	—	11.6～13.7
血小板计数	123 ↓	$\times 10^9$/L	125～350
血小板平均体积	8.6	fl	6.8～13.5
中性粒细胞百分数	58.3	%	40～75
淋巴细胞百分数	21.2	%	20～50
单核细胞百分数	18.1 ↑	%	3～10
嗜碱性粒细胞百分数	0.4	%	0～1.0
嗜酸性粒细胞百分数	2.0	%	0.4～8.0
中性粒细胞计数	3.0	$\times 10^9$/L	1.8～6.3
淋巴细胞计数	1.1	$\times 10^9$/L	1.1～3.2
单核细胞计数	0.9 ↑	$\times 10^9$/L	0.1～0.6
嗜碱性粒细胞计数	0.02	$\times 10^9$/L	0～0.06
嗜酸性粒细胞计数	0.1	$\times 10^9$/L	0.02～0.52

注：—. 无内容。

表1-8　患者第2次血常规检测结果

项目	结果	单位	参考范围
白细胞计数	3.3 ↓	$\times 10^9$/L	3.5～9.5
红细胞计数	3.49 ↓	$\times 10^{12}$/L	3.8～5.1
血红蛋白	109 ↓	g/L	115～150
血细胞比容	0.327 ↓	—	0.35～0.45
平均红细胞体积	93.8	fl	82～100
平均红细胞血红蛋白含量	31.3	pg	27～34
红细胞平均血红蛋白浓度	334	g/L	316～354
红细胞体积分布宽度	12.9	—	11.6～13.7
血小板计数	124 ↓	$\times 10^9$/L	125～350

项目	结果	单位	参考范围
血小板平均体积	8.7	fl	6.8 ~ 13.5
中性粒细胞百分数	63.8	%	40 ~ 75
淋巴细胞百分数	13.3 ↓	%	20 ~ 50
单核细胞百分数	20.7 ↑	%	3 ~ 10
嗜碱性粒细胞百分数	0.3	%	0 ~ 1.0
嗜酸性粒细胞百分数	1.9	%	0.4 ~ 8.0
中性粒细胞计数	2.1	$\times 10^9$/L	1.8 ~ 6.3
淋巴细胞计数	0.4 ↓	$\times 10^9$/L	1.1 ~ 3.2
单核细胞计数	0.7 ↑	$\times 10^9$/L	0.1 ~ 0.6
嗜碱性粒细胞计数	0.01	$\times 10^9$/L	0 ~ 0.06
嗜酸性粒细胞计数	0.1	$\times 10^9$/L	0.02 ~ 0.52

注：—. 无内容。

表1-9　患者第3次血常规检测结果

项目	结果	单位	参考范围
白细胞计数	8.6	$\times 10^9$/L	3.5 ~ 9.5
红细胞计数	3.29 ↓	$\times 10^{12}$/L	3.8 ~ 5.1
血红蛋白	101 ↓	g/L	115 ~ 150
血细胞比容	0.312 ↓	—	0.35 ~ 0.45
平均红细胞体积	94.8	fl	82 ~ 100
平均红细胞血红蛋白含量	30.6	pg	27 ~ 34
红细胞平均血红蛋白浓度	322	g/L	316 ~ 354
红细胞体积分布宽度	12.5	—	11.6 ~ 13.7
血小板计数	130	$\times 10^9$/L	125 ~ 350
血小板平均体积	8.5	fl	6.8 ~ 13.5
中性粒细胞百分数	74.7	%	40 ~ 75
淋巴细胞百分数	6.9 ↓	%	20 ~ 50
单核细胞百分数	17.4 ↑	%	3 ~ 10
嗜碱性粒细胞百分数	0.3	%	0 ~ 1.0
嗜酸性粒细胞百分数	0.7	%	0.4 ~ 8.0

项目	结果	单位	参考范围
中性粒细胞计数	6.4 ↑	$\times 10^9$/L	1.8 ~ 6.3
淋巴细胞计数	0.6 ↓	$\times 10^9$/L	1.1 ~ 3.2
单核细胞计数	1.5 ↑	$\times 10^9$/L	0.1 ~ 0.6
嗜碱性粒细胞计数	0.03	$\times 10^9$/L	0 ~ 0.06
嗜酸性粒细胞计数	0.1	$\times 10^9$/L	0.02 ~ 0.52

注：—. 无内容。

【案例分析】

在进行血常规检测时，同一患者在同一天的不同状态下采血，白细胞计数检测结果可有明显生理性波动，如早晨较低、傍晚较高；餐后较餐前高；剧烈运动、情绪激动时较安静状态下偏高；月经期、妊娠期、分娩、哺乳期亦可升高；新生儿及婴儿明显高于成人等。白细胞计数的病理性减少可见于某些感染性疾病，尤其是革兰氏阴性杆菌感染（伤寒、副伤寒等）。

经调查患者情况发现，患者晨起 6：00 左右采血检测，白细胞计数为 5.1×10^9/L；而后患者突发寒战、高热，调取该患者血培养结果为革兰氏阴性杆菌大肠埃希菌感染引发菌血症；后于 9：00 左右采血检测，白细胞计数为 3.3×10^9/L；经治疗后，14：00 左右采血检测，白细胞计数为 8.6×10^9/L。以上情况均符合白细胞计数的生理性和病理性变化规律。因此，每次的检测结果均可得到合理解释。

【参考文献】

［1］尚红，王毓三，申子瑜. 全国临床检验操作规程［M］. 4 版. 北京：人民卫生出版社，2015.

［2］CHAN H L, POON L M, CHAN S G, et al. The perils of medical tourism：NDM-1-positive Escherichia coli causing febrile neutropenia in a medical tourist［J］. Singapore Med J, 2011, 52（4）：299-302.

［3］VILLANUEVA MARCOS J L, VILLAR RÁEZ A, KINDELÁN JAQUOTOT J M, et al. Neutropenia caused by ciprofloxacin and Escherichia coli bacteremia. Bone marrow examination［J］. Med Clin（Barc）, 1991, 97（7）：276-277.

六 乙二胺四乙酸抗凝剂依赖性血小板聚集

案例介绍一

　　患者，女性，27 岁。因人工流产手术而进行术前血常规检测，发现血小板计数低于参考范围，在未明确病因前无法进行手术，并被怀疑患有血液病。遂转至其他医院血液科进行检查。转院后，第 1 次血常规检测结果显示，血小板计数为 $19 \times 10^9/L$，明显低于参考范围。检验师对其进行原因分析，首先核对患者信息无误，回看仪器全血细胞分析结果可见直方图异常（图 1-3）；然后进行血涂片、染色、镜检，可见血小板成堆聚集（图 1-4）。为确保结果准确，利用血细胞分析仪进行预稀释法血小板的检测，检测结果（表 1-10）显示血小板计数为 $174 \times 10^9/L$。以上结果可推断，该患者为乙二胺四乙酸（ethylenediamine tetraacetic acid，EDTA）抗凝剂依赖的血小板聚集导致血小板计数减少。

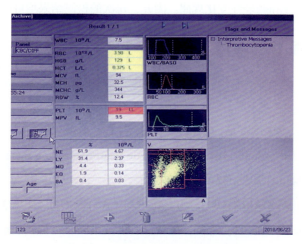

图 1-3　血细胞分析仪检测分析图

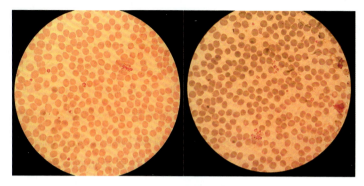

图 1-4　血涂片镜检（瑞氏染色，油镜 ×100）

表 1-10　患者校正后血常规检测结果

项目	结果	单位	参考范围
白细胞计数	8.2	$\times 10^9$/L	3.5～9.5
红细胞计数	3.95	$\times 10^{12}$/L	3.8～5.1
血红蛋白	131	g/L	115～150
血细胞比容	0.387	—	0.35～0.45
平均红细胞体积	98.0	fl	82～100
平均红细胞血红蛋白含量	33.2	pg	27～34
红细胞平均血红蛋白浓度	339	g/L	316～354
红细胞体积分布宽度	13.2	—	11.6～13.7
血小板计数	174	$\times 10^9$/L	125～350
血小板平均体积	11.2	fl	6.8～13.5
中性粒细胞百分数	63.9	%	40～75
淋巴细胞百分数	27.6	%	20～50
单核细胞百分数	6.8	%	3～10
嗜碱性粒细胞百分数	0.1	%	0～1.0
嗜酸性粒细胞百分数	1.6	%	0.4～8.0
中性粒细胞计数	5.2	$\times 10^9$/L	1.8～6.3
淋巴细胞计数	2.3	$\times 10^9$/L	1.1～3.2
单核细胞计数	0.6	$\times 10^9$/L	0.1～0.6
嗜碱性粒细胞计数	0.01	$\times 10^9$/L	0～0.06
嗜酸性粒细胞计数	0.1	$\times 10^9$/L	0.02～0.52

注：一. 无内容。

患者，女性，81 岁，血液内科住院患者。检验项目为全血细胞分析，检查结果显示，血小板计数为 52×10^9/L，回看仪器血常规检测结果可见直方图异常，进行血涂片、染色、镜检可见成堆血小板聚集。怀疑该患者为 EDTA 抗凝剂依赖的血小板聚集导致血小板假性减少。遂通知临床医师，重采枸橼酸钠抗凝管（蓝帽管）复查血常规，结果显示血小板计数为 103×10^9/L；根据抗凝剂比例，枸橼酸钠抗凝管检测结果乘以 1.1 为最终结果，该患者最终真实血小板计数结果为 115×10^9/L。与临床医师沟通，患者血小板无明显减少，为 EDTA 抗凝剂依赖的血小板聚集导致血小板计数减少。

【案例分析】

在遇到血小板计数减少时需鉴别其为真性减少还是假性减少。真性血小板减少通常由原发性疾病引起；假性血小板减少可见于多种原因，如采血时全血标本未与抗凝剂充分混匀、抗凝剂量不足、巨大血小板综合征、血小板卫星现象和血小板聚集等。血小板聚集可由冷凝集素导致，也可由 EDTA 抗凝剂导致。目前，国际血液学标准委员会（International Council for Standardization in Haematology，ICSH）已认定 EDTA 可作为血细胞分析的抗凝剂，并被临床广泛使用。EDTA 可导致血小板发生聚集，引起 EDTA 依赖性血小板假性减少。因此，遇到血小板计数检测结果减少、血小板直方图异常或血小板聚集报警的标本时，须涂片用显微镜复核，显微镜下可见血小板聚集；然后采取预稀释方法排除抗凝剂干扰，或者改用枸橼酸钠或肝素抗凝剂采血后进行血小板计数。以上方法均有助于提高检验质量，避免假性血小板减少的发生。

【知识拓展】

血小板计数异常的原因如下。

1. 生理性原因 通常情况下，一般人群的血小板计数午后略高于早晨，高原居民略高于平原居民，静脉血略高于末梢血；新生儿的血小板计数较低，出生 3 个月后才可达到成人水平；女性高于男性，妊娠中晚期血小板增多。急性酒精中毒可导致血小板减少。

2. 病理性增多

（1）可见于骨髓增生性疾病，如血小板增多症、慢性粒细胞白血病、真性红细胞增多症、原发性中性多核细胞增多症等血液病。

（2）急性化脓性感染、急性大出血、急性溶血等可出现血小板一过性增多。

（3）结核病、结节性关节炎、慢性胰腺炎、创伤及恶性肿瘤等。

（4）大黄、水牛角、肾上腺素、糖皮质激素等药物也可引起血小板增多。

3. 病理性减少

（1）可见于骨髓造血功能异常，如再生障碍性贫血、急性白血病、阵发性睡眠性血红蛋白尿、巨幼细胞贫血、急性放射病等。

（2）血小板破坏或消耗过多，如血小板减少性紫癜、弥散性血管内凝血、血小板同种免疫抗体导致的新生儿血小板减少症、输血后血小板减少症等。

（3）部分病毒感染，如风疹病毒、肝炎病毒、水痘 - 带状疱疹病毒等感染。

（4）若血小板计数 $< 60 \times 10^9/L$，有出血或传染病的风险。

【参考文献】

［1］ 尚红，王毓三，申子瑜. 全国临床检验操作规程［M］. 4 版. 北京：人民卫生出版社，2015.

［2］ BARTELS P C, SCHOORL M, LOMBARTS A J. Screening for EDTA-dependent deviations in platelet counts and abnormalities in platelet distribution histograms in pseudothrombocytopenia［J］. Scand J Clin Lab Invest, 1997, 57（7）: 629-636.

［3］ FIORIN F, STEFFAN A, PRADELLA P, et al. IgG platelet antibodies in EDTA-dependent pseudothrombocytopenia bind to platelet membrane glycoprotein Ⅱ b［J］. Am J Clin Pathol, 1998, 110（2）: 178-183.

［4］ ELMARIAH H, SHANBHAG S. Pan-pseudothrombocytopenia: an unusual case of platelet clumping［J］. Am J Hematol, 2018, 93（8）: 1113-1114.

［5］ GARCIA SUAREZ J, CALERO M A, RICARD M P, et al. EDTA-dependent pseudothrombocytopenia in ambulatory patients: clinical characteristics and role of new automated cell-counting in its detection［J］. Am J Hematol, 1992, 39（2）: 146-148.

七 特发性血小板减少性紫癜患者血小板减少

案例介绍

患者，男性，28 岁，以"发现右胸部肿物 10 年余"为主诉收入院。10 年来，肿物逐渐增大，局部无红肿、破溃，无分泌物，患者自发现肿物以来，精神、睡眠、饮食尚可，大小便正常，近期无明显消瘦。入院后进行血常规检测，结果（表 1-11）显示，血小板计数为 46×10^9/L，明显低于参考范围。查看标本无凝块，进行血涂片、染色、镜检发现血小板计数与仪器检测一致。与临床医师沟通，患者无出血点，无异常病史。为确保结果准确，又分别使用 EDTA 抗凝采血管（紫帽管）和枸橼酸钠抗凝采血管（蓝帽管）重新采血，血小板计数结果与之前结果一致。为探究病因，进行骨髓穿刺等检查，确诊为特发性血小板减少性紫癜（idiopathic thrombocytopenic purpura，ITP）。

骨髓穿刺结果显示，骨髓增生低下，三系可见，粒红比例大致正常，巨细胞 5～20 个/高倍镜视野（high power field，HPF），伴小簇状聚集，小巨核可见，有少量淋巴细胞、浆细胞浸润。

免疫组化结果显示，CD34（＋），CD117（散在＋），MPO（＋），CD235a（＋），CD42b（＋），CD（＋），CD3（＋），CD138（＋），CK（－），Ki-67（＋＜5%）；网织纤维（＋＋），*EBER* 原位杂交（－）。

表 1-11　患者血常规检测结果

项目	结果	单位	参考范围
白细胞计数	4.6	$\times 10^9$/L	3.5～9.5
红细胞计数	4.93	$\times 10^{12}$/L	3.8～5.1

项目	结果	单位	参考范围
血红蛋白	147	g/L	115～150
血细胞比容	0.445	—	0.35～0.45
平均红细胞体积	90.2	fl	82～100
平均红细胞血红蛋白含量	29.9	pg	27～34
红细胞平均血红蛋白浓度	332	g/L	316～354
红细胞体积分布宽度	11.8	—	11.6～13.7
血小板计数	46 ↓	×10⁹/L	125～350
血小板平均体积	20.6 ↑	fl	6.8～13.5
中性粒细胞百分数	48.2	%	40～75
淋巴细胞百分数	40.5	%	20～50
单核细胞百分数	6.3	%	3～10
嗜碱性粒细胞百分数	0.4	%	0～1.0
嗜酸性粒细胞百分数	1.8	%	0.4～8.0
中性粒细胞计数	2.2	×10⁹/L	1.8～6.3
淋巴细胞计数	1.9	×10⁹/L	1.1～3.2
单核细胞计数	0.3	×10⁹/L	0.1～0.6
嗜碱性粒细胞计数	0.02	×10⁹/L	0～0.06
嗜酸性粒细胞计数	0.1	×10⁹/L	0.02～0.52

注：—. 无内容。

【案例分析】

血小板具有黏附、释放、聚集、收缩、吸附等功能，其最主要的生理功能是参与止血。当血常规检测结果出现血小板减少时，一定要引起重视。ITP 是一种免疫介导的以血小板减少为主要临床表现的出血性疾病，是较为常见的血小板减少性疾病之一，其主要由血小板受到免疫性破坏，导致外周血中血小板数目减少引起。ITP 的特点为患者血小板减少而临床上无明显引起血小板减少的相关因素，表现为广泛的皮肤（尤其肢体内侧面）和/或黏膜、内脏出血，骨髓增生活跃，骨髓巨核细胞数目正常或增多，成熟的产板型巨核细胞数目减少，血小板生存时间缩短及抗血小板自身抗体的出现。

此病例提示我们，首次检测血小板计数 $< 100 \times 10^9$/L 时，一定要先查看标本状态，确认有无凝块；如无肉眼可见的凝块，一定要推片镜检，以确保结果的准确性。同时，要注重与临床医师的沟通，有效的沟通能够协助临床医师明确诊断方向，尽快查明病因，并尽早对症治疗。

【知识拓展】

近年的研究发现，ITP 患者体内存在一些抗血小板抗体，影响血小板的存活。抗血小板抗体首先在脾中合成，骨髓和其他淋巴组织也可合成。研究最早的血小板自身抗体为血小板相关免疫球蛋白（platelet-associated immunoglobulin，PAIg），其与血小板计数高低相关，已成为诊断 ITP 的重要指标之一。血小板特异性抗体主要是针对血小板膜上的糖蛋白 II b/ III a、糖蛋白 I b/ IX 的抗体。

ITP 需要与其他血小板减少类疾病相鉴别，如假性血小板减少症、再生障碍性贫血、骨髓增生异常综合征、脾功能亢进、血栓性血小板减少性紫癜，以及人类免疫缺陷病毒感染、系统性红斑狼疮（systemic lupus erythematosus，SLE）、淋巴增殖性疾病、药物性血小板减少等继发免疫性血小板减少症。

【参考文献】

[1] 丛玉隆，李顺义，卢兴国. 中国血细胞诊断学［M］. 北京：人民军医出版社，2010.

[2] RODEGHIERO F, STASI R, GERNSHEIMER T, et al. Standardization of terminology, definitions and outcome criteria in immune thrombocytopenic purpura of adults and children: report from an international working group［J］. Blood, 2009, 113（11）: 2386-2393.

[3] PENG J, FRIESE P, HEILMANN E, et al. Aged platelets have an impaired response to thrombin as quantitated by P-selectin expression［J］. Blood, 1994, 83（1）: 161-166.

[4] NEUNERT C, TERRELL D R, ARNOLD D M, et al. American Society of Hematology 2019 guidelines for immune thrombocytopenia［J］. Blood Adv, 2019, 3

（23）：3829-3866.

[5] CINES D B，BUSSEL J B，LIEBMAN H A，et al. The ITP syndrome：pathogenic and clinical diversity [J]. Blood, 2009, 113（26）：6511-6521.

[6] COOPER N，BUSSEL J. The pathogenesis of immune thrombocytopaenic purpura [J]. Br J Haematol, 2006, 133（4）：364-374.

八 血常规复检发现髓系白血病

案例介绍一

患者，女性，56 岁，临床初诊为耳鸣。在进行血常规检测时发现血小板计数为 18×10^9/L，单核细胞百分数为 27.6%，检测结果见表 1-12。血小板计数及白细胞分类触发复检规则，进行血涂片镜检，镜检结果见图 1-5。在观察血小板有无聚集的同时发现白细胞形态异常，可见原始细胞，且在原始细胞胞质中可见奥氏小体（Auer 小体），怀疑患者为髓系白血病，立即与临床医师沟通，建议至血液科就诊。在血液科进一步检查后确诊为急性髓系白血病。

表 1-12　患者血常规检测结果

项目	结果	单位	参考范围
白细胞计数	9.2	$\times 10^9$/L	3.5～9.5
红细胞计数	3.47 ↓	$\times 10^{12}$/L	3.8～5.1
血红蛋白	122	g/L	115～150
血细胞比容	0.376	—	0.35～0.45
平均红细胞体积	108.4 ↑	fl	82～100
平均红细胞血红蛋白含量	35.1 ↑	pg	27～34

项目	结果	单位	参考范围
红细胞平均血红蛋白浓度	323	g/L	316～354
红细胞体积分布宽度	15.2 ↑	—	11.6～13.7
血小板计数	18 ↓	×10⁹/L	125～350
血小板平均体积	***	fl	6.8～13.5
中性粒细胞百分数	37.4	%	40～75
淋巴细胞百分数	29.8	%	20～50
单核细胞百分数	27.6 ↑	%	3～10
嗜碱性粒细胞百分数	1.8 ↑	%	0～1.0
嗜酸性粒细胞百分数	3.4	%	0.4～8.0
中性粒细胞计数	3.5	×10⁹/L	1.8～6.3
淋巴细胞计数	2.8	×10⁹/L	1.1～3.2
单核细胞计数	2.6 ↑	×10⁹/L	0.1～0.6
嗜碱性粒细胞计数	0.17 ↑	×10⁹/L	0～0.06
嗜酸性粒细胞计数	0.30	×10⁹/L	0.02～0.52
血细胞形态	可见原始细胞		

注：—. 无内容；***. 未检测到结果。

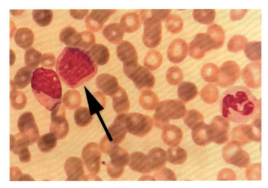

图 1-5　血涂片镜检（瑞氏染色，油镜 ×100）
注：箭头所指为奥氏小体。

案例介绍二

患者，女性，28岁。于呼吸内科门诊就诊，检验项目为全血细胞分析，检测结果（表1-13）显示，血红蛋白为91 g/L，白细胞分类计数单核细胞百分数为38.2%。进行血涂片镜检，可见大量单核细胞，并见原始及幼稚细胞和未成熟嗜酸性粒细胞（图1-6），怀疑为急性髓系白血病M_4E_o。报告单注明可见异常细胞，并且立刻电话联系患者了解情况，得知此次就诊目的是监测血红蛋白水平。遂告知患者其白细胞形态异常情况，建议其尽快至血液科就诊并做详细检查，确诊病因。最后，该患者经多方检查诊断为急性髓系白血病M_4（急性粒—单核细胞白血病）。

表1-13 患者血常规检测结果

项目	结果	单位	参考范围
白细胞计数	4.1	$\times 10^9/L$	3.5-9.5
红细胞计数	3.74 ↓	$\times 10^{12}/L$	3.8～5.1
血红蛋白	91 ↓	g/L	115～150
血细胞比容	0.282 ↓	—	0.35～0.45
平均红细胞体积	75.3 ↓	fl	82～100
平均红细胞血红蛋白含量	24.3 ↓	pg	27～34
红细胞平均血红蛋白浓度	323	g/L	316～354
红细胞体积分布宽度	16.6 ↑		11.6～13.7
血小板计数	142	$\times 10^9/L$	125～350
血小板平均体积	8.6	fl	6.8～13.5
中性粒细胞百分数	6.9 ↓	%	40～75
淋巴细胞百分数	44.5	%	20～50
单核细胞百分数	38.2 ↑	%	3～10
嗜碱性粒细胞百分数	0.7	%	0～1.0
嗜酸性粒细胞百分数	9.7 ↑	%	0.4～8.0
中性粒细胞计数	0.3 ↓	$\times 10^9/L$	1.8～6.3
淋巴细胞计数	1.8	$\times 10^9/L$	1.1～3.2
单核细胞计数	1.6 ↑	$\times 10^9/L$	0.1～0.6

项目	结果	单位	参考范围
嗜碱性粒细胞计数	0.03	$\times 10^9$/L	0 ~ 0.06
嗜酸性粒细胞计数	0.40	$\times 10^9$/L	0.02 ~ 0.52
血细胞形态	可见幼稚细胞		

注：—.无内容。

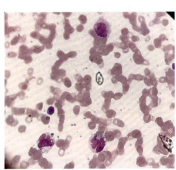 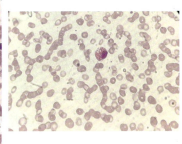

图 1-6　血涂片镜检（瑞氏染色，油镜 ×100）

案例介绍三

　　患者，男性，50 岁，因乏力就诊于急诊内科。进行全血细胞分析后发现，血小板计数为 19×10^9/L，达到危急值水平，同时单核细胞百分数为 42.3%（表 1-14），这 2 项异常结果均已触发血常规复检规则。因此，首先检查血细胞分析仪上的白细胞散点图（图 1-7）并发现异常；然后进行血涂片镜检，在观察血小板有无聚集的同时发现白细胞形态异常，可见大量原始及幼稚细胞，并且在原始细胞胞质中见到奥氏小体（图 1-8），怀疑患者为髓系白血病。检验师立即与患者主管医师沟通，建议患者至血液科就诊。

表 1-14　患者血常规检测结果

项目	结果	单位	参考范围
白细胞计数	16.3 ↑	$\times 10^9$/L	3.5 ~ 9.5
红细胞计数	1.66 ↓	$\times 10^{12}$/L	3.8 ~ 5.1

项目	结果	单位	参考范围
血红蛋白	55 ↓	g/L	115 ～ 150
血细胞比容	0.152 ↓	—	0.35 ～ 0.45
平均红细胞体积	91.6	fl	82 ～ 100
平均红细胞血红蛋白含量	33.1	pg	27 ～ 34
红细胞平均血红蛋白浓度	362 ↑	g/L	316 ～ 354
红细胞体积分布宽度	14.5 ↑	—	11.6 ～ 13.7
血小板计数	19 ↓	×10^9/L	125 ～ 350
血小板平均体积	10.9	fl	6.8 ～ 13.5
中性粒细胞百分数	40.5	%	40 ～ 75
淋巴细胞百分数	17.1 ↓	%	20 ～ 50
单核细胞百分数	42.3 ↑	%	3 ～ 10
嗜碱性粒细胞百分数	0.1	%	0 ～ 1.0
嗜酸性粒细胞百分数	0 ↓	%	0.4 ～ 8.0
中性粒细胞计数	6.6 ↑	×10^9/L	1.8 ～ 6.3
淋巴细胞计数	2.8	×10^9/L	1.1 ～ 3.2
单核细胞计数	6.9 ↑	×10^9/L	0.1 ～ 0.6
嗜碱性粒细胞计数	0.01	×10^9/L	0 ～ 0.06
嗜酸性粒细胞计数	0 ↓	×10^9/L	0.02 ～ 0.52
血细胞形态	可见原始及幼稚细胞		

注：—. 无内容。

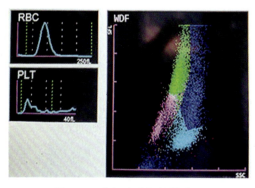

图 1-7　血细胞分析仪散点图

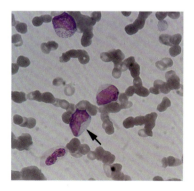

图 1-8　血细胞镜检（瑞氏染色，
油镜 ×100）
注：箭头所指为奥氏小体。

案例介绍四

患者，男性，66岁，尿毒症血液透析患者。本次检验项目为血常规检测。结果显示，白细胞计数为 13.8×10^9/L，单核细胞百分数为69.9%，血小板计数为 14×10^9/L（表1-15），查看标本无凝块，仪器状态正常，无其他异常报警；但考虑单核细胞增多，血小板减少，进行血涂片、染色。镜下可见原始及幼稚细胞占70%，血小板计数与仪器检测一致。与临床医师沟通得知，患者既往有高血压、糖尿病、陈旧性脑梗死等病史。随后请血液科会诊并进行骨穿刺检查，骨穿刺报告提示为急性白血病，并建议进一步进行免疫分型和基因检测。患者1个月后再次入院，白细胞增多至危急值水平（表1-16），幼稚细胞占比达75%，且无好转，诊断为急性白血病。

表1-15 患者第1次血常规检测结果

项目	结果	单位	参考范围
白细胞计数	13.8 ↑	$\times 10^9$/L	3.5～9.5
红细胞计数	2.67 ↓	$\times 10^{12}$/L	3.8～5.1
血红蛋白	85 ↓	g/L	115～150
血细胞比容	0.258 ↓	—	0.35～0.45
平均红细胞体积	96.9	fl	82～100
平均红细胞血红蛋白含量	32.0	pg	27～34
红细胞平均血红蛋白浓度	330	g/L	316～354
红细胞体积分布宽度	15.2 ↑	—	11.6～13.7
血小板计数	14 ↓	$\times 10^9$/L	125～350
血小板平均体积	8.2	fl	6.8～13.5
中性粒细胞百分数	5.1 ↓	%	40～75
淋巴细胞百分数	23.4	%	20～50
单核细胞百分数	69.9 ↑	%	3～10
嗜碱性粒细胞百分数	1.5 ↑	%	0～1.0
嗜酸性粒细胞百分数	0.1 ↓	%	0.4～8.0
中性粒细胞计数	0.7 ↓	$\times 10^9$/L	1.8～6.3
淋巴细胞计数	3.2	$\times 10^9$/L	1.1～3.2

项目	结果	单位	参考范围
单核细胞计数	9.7 ↑	$\times 10^9/L$	0.1 ~ 0.6
嗜碱性粒细胞计数	0.21 ↑	$\times 10^9/L$	0 ~ 0.06
嗜酸性粒细胞计数	0.01 ↓	$\times 10^9/L$	0.02 ~ 0.52
血细胞形态	原始细胞及幼稚细胞占 70%		

注: 一. 无内容。

表 1-16　患者第 2 次血常规检测结果

项目	结果	单位	参考范围
白细胞计数	80.6 ↑	$\times 10^9/L$	3.5 ~ 9.5
红细胞计数	2.37 ↓	$\times 10^{12}/L$	3.8 ~ 5.1
血红蛋白	79 ↓	g/L	115 ~ 150
血细胞比容	0.242 ↓	—	0.35 ~ 0.45
平均红细胞体积	101.9 ↑	fl	82 ~ 100
平均红细胞血红蛋白含量	33.4	pg	27 ~ 34
红细胞平均血红蛋白浓度	328	g/L	316 ~ 354
红细胞体积分布宽度	16.9 ↑	—	11.6 ~ 13.7
血小板计数	51 ↓	$\times 10^9/L$	125 ~ 350
血小板平均体积	8.7	fl	6.8 ~ 13.5
中性粒细胞百分数	4.6 ↓	%	40 ~ 75
淋巴细胞百分数	10.6 ↓	%	20 ~ 50
单核细胞百分数	74.2 ↑	%	3 ~ 10
嗜碱性粒细胞百分数	10.5 ↑	%	0 ~ 1.0
嗜酸性粒细胞百分数	0.1 ↓	%	0.4 ~ 8.0
中性粒细胞计数	3.7	$\times 10^9/L$	1.8 ~ 6.3
淋巴细胞计数	8.6 ↑	$\times 10^9/L$	1.1 ~ 3.2
单核细胞计数	59.8 ↑	$\times 10^9/L$	0.1 ~ 0.6
嗜碱性粒细胞计数	8.46 ↑	$\times 10^9/L$	0 ~ 0.06
嗜酸性粒细胞计数	0.08	$\times 10^9/L$	0.02 ~ 0.52
血细胞形态	幼稚细胞占 75%		

注: 一. 无内容。

【案例分析】

（1）案例一的患者外周血血小板明显减少，单核细胞明显增多。因两者数值异常触发复检规则而进行镜检，结果意外发现该患者白细胞形态异常。患者白细胞计数在正常参考范围内，红细胞也仅为轻微减少。如仅参考白细胞和红细胞计数，则容易认为正常而不进行涂片镜检，容易漏检白细胞形态。在患者涂片中可见原始细胞胞质中有奥氏小体，而奥氏小体是急性髓系白血病细胞的特点之一，故易判断为髓系白血病。

（2）案例二的患者外周血红细胞和血红蛋白中度减少。虽然白细胞计数正常，但单核细胞明显增多，需要进行镜检。镜检结果发现原始细胞、幼稚细胞及未成熟嗜酸性粒细胞，嗜酸性粒细胞占比增高（＞5%），这些特征符合急性髓系白血病 M_4E_o 的特点，故高度怀疑为此病。

（3）案例三患者的红细胞、血红蛋白和血小板均减少，而白细胞增多。虽然白细胞计数未超过 $30 \times 10^9/L$，但单核细胞明显增多，遇此情况需谨慎发报告，需要进行涂片镜检再次确认细胞形态。该病例涂片镜检发现外周血中有原始细胞和幼稚细胞，并可见奥氏小体。因此，提示患者可能患有急性髓系白血病。案例四与案例三的情况类似。

（4）案例带来的启示

1）首次检测发现白细胞增多、细胞分类明显异常，且血小板计数 $< 100 \times 10^9/L$ 时，必须先查看标本状态，判断有无肉眼可见的凝块。触发复检规则时一定要推片镜检，以确保结果的准确性并查看细胞形态，防止漏检血液病相关检查。

2）注重与临床医师的沟通。有效的沟通能协助临床医师尽早明确诊断方向，尽快查明病因，尽早对症治疗。

【知识拓展】

急性白血病是一种异质性恶性克隆性疾病，是早期造血前体细胞突变导致的造血系统恶性肿瘤。发病时，患者骨髓中异常的原始细胞和幼稚细胞大量增殖并抑制正常造血，可广泛浸润肝、脾、淋巴结等脏器，表现为贫血、出血、感染和浸润等征象。急性白血病包括急性髓系白血病、急性淋巴细胞白血病和一系列不明急性白血病。

急性髓系白血病的诊断标准为外周血或骨髓中原始细胞 ≥ 20%，其分型及血常规、血象、骨髓象特点（表 1-17）如下。

1. 显著贫血，且进行性发展 60% 以上的患者血红蛋白 < 60 g/L；少数患者血涂片上红细胞大小不等，可找到幼红细胞。

2. 白细胞计数明显增多 白细胞计数 > 30×10^9/L，外周血中可见数量不等的原始细胞和幼稚细胞，但在白细胞不增多型患者的血涂片上很难找到原始细胞。外周血中只要出现原始粒细胞即为显著病理状态，需要仔细辨认并计数、分类；即使偶见或 < 5%，机体也是处于严重的感染或刺激状态，并可能为恶性造血系统疾病。临床上此种情况大多为白血病，其次为骨髓纤维化和骨髓增生异常综合征、慢性髓系增殖性疾病等。

3. 血小板计数明显减少 血小板计数 < 50×10^9/L。晚期血小板通常极度减少。

表 1-17 急性髓系白血病分型（FAB 分型）及血常规、血象、骨髓象特点

分型	血常规	血象	骨髓象
M₀（急性髓系白血病微分化型）	多为正细胞正色素性贫血，白细胞可减少或增多，血小板可减少	原始细胞形态通常为中等大小，细胞质量较少，嗜碱性强，无嗜天青颗粒及奥氏小体，核仁明显	有核细胞多增生活跃或明显活跃。髓系原始细胞 ≥ 20%，甚至 > 90%。此型原始细胞相当于髓系造血干祖细胞阶段，胞质内无奥化小体
M₁（急性粒细胞白血病未分化型）	贫血明显，约 70% 的患者血红蛋白 < 60 g/L。白细胞增多，部分患者可正常或减少；白细胞增多者进展较快。血小板中度到重度减少，半数 < 50×10^9/L	以原始粒细胞为主，可占 30%～60%，可见畸形原始粒细胞。少数可无或极少有幼粒细胞出现	原始粒细胞 ≥ 90%（NEC），早幼粒细胞少见，中幼粒细胞以下阶段不可见或罕见，可见奥氏小体。红系和巨核系细胞增生受抑制

分型	血常规	血象	骨髓象
M$_2$（急性粒细胞白血病部分分化型）	贫血明显。白细胞中度增多，部分患者可减少，红细胞、血红蛋白、血小板中度到重度减少	与 M$_1$ 相似，可见原始粒细胞和各阶段幼稚粒细胞，部分患者可见幼稚红细胞	粒系明显增生，可见奥氏小体。红系和巨核系细胞增生受抑制。分为 2 种亚型 M$_{2a}$ 型：原始粒细胞占 30%～90%（NEC），单核细胞 < 20%，早幼粒以下阶段 > 10% M$_{2b}$ 型：原始及早幼粒细胞明显增多，但以异常的中性中幼粒细胞增生为主，其细胞核常有核仁，核浆发育明显不平衡，此类细胞 > 30%
M$_3$（急性早幼粒细胞白血病）	三系血细胞减少，可见含颗粒的单核样幼稚细胞或典型的颗粒过多早幼粒细胞	可见颗粒过多的异常早幼粒细胞 >20%（WHO 标准）	以颗粒增多的异常早幼粒细胞增生为主，此类细胞 > 30%（NEC）；易见奥氏小体。红系和巨核系细胞增生受抑制。原始细胞通常不高于 5%
M$_4$（急性粒 - 单核细胞白血病）	白细胞通常增多，部分患者可减少或正常；外周血单核细胞 ≥ 5×10^9/L。红细胞、血红蛋白、血小板中度到重度减少	可见原始粒细胞、幼稚粒细胞和单核细胞。部分原始细胞可见奥氏小体	粒系、单核系细胞增生，红系和巨核系细胞增生受抑制。根据粒系、单核系细胞形态、比例不同，分 4 种亚型 M$_{4a}$ 型：以原始、早幼粒细胞增生为主，单核系细胞 ≥ 20%（NEC） M$_{4b}$ 型：以原始、幼单核细胞增生为主，原始粒细胞和早幼粒细胞 ≥ 20%（NEC） M$_{4c}$ 型：以原始细胞即具有粒系和单核系形态特征者 > 30%（ANC） M$_4$E$_o$ 型：除具上述特点外，还有粗大而圆的嗜酸颗粒及着色较深的嗜碱颗粒，占 5%～30%（NEC）
M$_5$（急性单核细胞白血病）	多数患者白细胞减少，也有增多者。红细胞、血红蛋白、血小板中度到重度减少	可见原始粒细胞、幼稚粒细胞和单核细胞	单核系细胞增生，可见奥氏小体；红系和巨核系细胞增生受抑制。根据分化程度可分为 2 种亚型 M$_{5a}$ 型：原始单核系细胞 ≥ 80%（NEC） M$_{5b}$ 型：原始、幼单核细胞 > 30%，原始单核细胞 < 80%（NEC）
M$_6$（红白血病）	贫血程度轻重不一，且随病情进展而加重。网织红细胞轻度增多，少数患者正常或减少。白细胞低于正常，随病情进展可增高。血小板一般减少	可见各阶段的幼红细胞，幼红细胞的形态畸变并有巨幼样变	红系 > 50%（ANC），且有形态学异常；非红系原粒细胞（或原始 + 幼稚单核细胞）> 30%（NEC）。巨核细胞减少

分型	血常规	血象	骨髓象
M$_7$（急性巨核细胞白血病）	全血细胞减少常见，血红蛋白减少，呈正细胞正色素性贫血。白细胞总数多减少，少数正常或增多。血小板减少。网织红细胞一般减少	可见淋巴细胞的小巨核细胞，易见畸形和巨大血小板，也可见有核红细胞	原始细胞≥20%，其中≥50%的原始细胞为巨核系细胞。红系、粒系增生相对抑制

注：NEC. 非红系细胞计数；ANC. 所有有核细胞计数。

【参考文献】

［1］丛玉隆，李顺义，卢兴国. 中国血细胞诊断学［M］. 北京：人民军医出版社，2010.

［2］MEYERS C A, ALBITAR M, ESTEY E. Cognitive impairment, fatigue, and cytokine levels in patients with acute myelogenous leukemia or myelodysplastic syndrome［J］. Cancer, 2005, 104（4）: 788-793.

［3］NEBGEN D R, RHODES H E, HARTMAN C, et al. Abnormal uterine bleeding as the presenting symptom of hematologic cancer［J］. Obstet Gynecol, 2016, 128（2）: 357-363.

［4］CRAIG F E, FOON K A. Flow cytometric immunophenotyping for hematologic neoplasms［J］. Blood, 2008, 111（8）: 3941-3967.

［5］ARBER D A, ORAZI A, HASSERJIAN R, et al. The 2016 revision to the World Health Organization classification of myeloid neoplasms and acute leukemia［J］. Blood, 2016, 127（20）: 2391-2405.

［6］ARBER D A, BOROWITZ M J, Cessna M, et al. Initial diagnostic workup of acute leukemia: guideline from the College of American Pathologists and the American Society of Hematology［J］. Arch Pathol Lab Med, 2017, 141（10）: 1342-1393.

九 血常规标本冷凝集的应急处理

案例介绍

患者，男性，36 岁，以发热、咳嗽、咳痰、憋气为主要症状入院治疗。体温 36.6℃，呼吸 20 次 / 分，脉搏 95 次 / 分，血压 101/83 mmHg，血氧饱和度 96%。听诊双肺呼吸音粗，未闻及干、湿啰音，诊断为肺炎。入院初次血常规检测结果显示，白细胞计数为 3.25×10^9/L，淋巴细胞计数为 1.37×10^9/L，C 反应蛋白为 22.35 mg/L。胸部 CT 显示，双肺多发斑片影，部分实变。入院第 4 天重新采集患者静脉血标本进行检测，结果显示，白细胞计数为 3.41×10^9/L，红细胞计数为 1.89×10^{12}/L，血红蛋白为 140 g/L，血细胞比容（hematocrit, HCT）为 18.3%，平均红细胞血红蛋白含量（mean corpuscular hemoglobin，MCH）为 74.1pg ↑，平均红细胞血红蛋白浓度（mean corpusular hemoglobin concentration，MCHC）为 765 g/L ↑；仪器显示的报警提示为：红细胞分布图异常和红细胞聚集。分析结果发现，红细胞计数与血红蛋白严重不符，MCH 和 MCHC 均极高。为查明原因，进行涂片镜检，用吸管吸取血涂片时，吸管壁上的血液呈沙粒甚至片状，有明显聚集，血涂片也为细沙样。立即用吸管吸一滴血滴在玻片上，显微镜下观察发现，红细胞呈片状分布，无红细胞的区域清亮，与正常患者的血涂片镜下表现有明显差异。同时发现，试管壁上均是细沙样或片状聚集的血液（图 1-9），与正常血液有明显区别。因此，确定是此冷凝集标本。将血常规标本放置 37℃水浴 30 min 后重新检测，发现水浴后血常规检测结果（表 1-18）中 MCH 和 MCHC 均恢复到正常范围内，红细胞与血红蛋白的结果也相符。

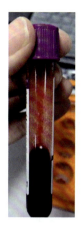

图 1-9　全血在采血管中的状态

表 1-18　患者血常规检测结果

项目	结果	单位	参考范围
白细胞计数	3.5	$\times 10^9/L$	3.5 ~ 9.5
红细胞计数	5.86 ↑	$\times 10^{12}/L$	3.8 ~ 5.1
血红蛋白	162 ↑	g/L	115 ~ 150
红细胞比容	0.462 ↑	—	0.35 ~ 0.45
平均红细胞体积	78.8 ↓	fl	82 ~ 100
平均红细胞血红蛋白含量	27.6	pg	27 ~ 34
红细胞平均血红蛋白浓度	351	g/L	316 ~ 354
红细胞体积分布宽度	12.9	—	11.6 ~ 13.7
血小板计数	164	$\times 10^9/L$	125 ~ 350
血小板平均体积	9.1	fl	6.8 ~ 13.5
中性粒细胞百分数	42.1	%	40 ~ 75
淋巴细胞百分数	42.9	%	20 ~ 50
单核细胞百分数	10.8 ↑	%	3 ~ 10
嗜碱性粒细胞百分数	1.1 ↑	%	0 ~ 1.0
嗜酸性粒细胞百分数	3.1	%	0.4 ~ 8.0
中性粒细胞计数	1.5 ↓	$\times 10^9/L$	1.8-6.3
淋巴细胞计数	1.5	$\times 10^9/L$	1.1 ~ 3.2
单核细胞计数	0.4	$\times 10^9/L$	0.1 ~ 0.6
嗜碱性粒细胞计数	0.04	$\times 10^9/L$	0 ~ 0.06
嗜酸性粒细胞计数	0.1	$\times 10^9/L$	0.02 ~ 0.52

注：—. 无内容。

【案例分析】

冷凝集素是一种可逆性抗体，可在 4℃ 时与自身红细胞结合，引起自身红细胞凝集；又可在温度恢复到 37℃ 时，红细胞完全散开，凝集消失。冷凝集素综合征分为特发性和继发性两种。特发性冷凝集素综合征属于自身免疫性溶血性贫血。继发性冷凝集素综合征可见于感染，如支原体肺炎、传染性单核细胞增多症或病毒感染等；也可见于一些恶性疾病，如淋巴瘤、多发性骨髓瘤、原发性巨球蛋白血症等。当采用冷凝集标本进行血常规检测时可发现，红细胞减少，血红蛋白不降低，两者不相符，同时 MCV、MCH、MCHC 增高，试管壁上可见红细胞呈细沙样。遇此特点标本时，可首先放置 37℃ 水浴 30 min 后立即检测，若上述值发生变化，则可判断为有冷凝素；否则需考虑是否有副蛋白质、胆红素、高白细胞水平的干扰。

本病例为肺炎患者，可能为支原体肺炎引起的冷凝集反应。此类患者需注意保暖，防止血液凝集；同时要注意观察患者是否有雷诺现象、溶血等临床表现。

【知识拓展】

冷凝集标本会引起血细胞分析过程中多项参数检测结果严重失真并出现直方图、散点图异常及仪器报警提示。遇到血液冷凝集现象时，通常对血标本进行 37℃ 水浴 30 min 后即刻进行血常规检测，从而减弱冷凝集对血常规检测结果的影响。但有研究发现，血液分析仪网织红细胞（reticulocyte，RET）通道研究参数 RBC-O 和电阻抗通道研究参数 R-MFV，联合应用能够方便、快速地计算出冷凝集标本的 MCHC，RBC-O 与 RBC-I、R-MFV 与 MCV 的偏差均位于 95% 一致性界限内。随着科技的发展和检测仪器的进步，我们希望开发出可直接抗冷凝集素干扰的仪器。

【参考文献】

［1］李敏，李建英，罗国菊，等. 血液分析仪 RBC-O 和 R-MFV 参数在纠正冷凝集标本 MCHC 中的作用［J］. 检验医学，2022，37（10）：948-951.

［2］崔兆磊，陈燕. 红细胞冷凝集对血常规多项参数结果的影响分析［C］// 中国抗

癌协会肿瘤标志专业委员会，中国抗癌协会整合肿瘤学分会. 2022CCTB 中国肿瘤标志物学术大会暨中国整合肿瘤学大会暨第十六届肿瘤标志物青年科学家论坛暨中国肿瘤标志物产业创新大会论文集，[出版地不详：出版者不详]，2023：168.

[3] 陆英杰，徐倩倩，姜王庆，等. MCHC 用于发现和纠正血常规分析结果的价值探讨 [J]. 检验医学，2022，37 (8): 754-756.

[4] 高嫣妮，陈艳，崔兆磊，等. 冷凝集对血细胞分析多项参数检测结果的影响 [J]. 中国临床新医学，2022，15 (2): 133-136.

[5] 安立斌. 严重冷凝集标本对血常规检测结果的影响分析 [J]. 中国医药指南，2020，18 (16): 82-83.

✚ 不同检测系统凝血结果的差异

案例介绍

患者，男性，85 岁。于发热门诊就诊期间检测凝血六项，结果见表 1-19。其中，活化部分凝血活酶时间（activated partial thromboplastin time, APTT）为 81.1 s，已达到危急值水平。当日此仪器 A 凝血检测项目质控在控，此患者血液凝血曲线无异常，HCT 无异常，仅应用氯吡格雷（血小板聚集抑制剂），未再使用肝素等其他抗凝血药。为保证结果的准确性，更换另一台性能稳定的仪器 B 进行复查，检测结果见表 1-20。其中 APTT 为 38.7 s，稍高于参考范围上限。2 台仪器检测结果数值差异较大，故引起检测人员的关注，继续对此标本进行室间比对。该标本送去做室间比对，检测结果显示 APTT 为 85.7 s，与仪器 A 结果相近，所用仪器 C 与仪器 A 为同品牌同型号。标本用仪器 D 检测结果显示 APTT 为 56.0 s。4 次检测结果差异较大（表 1-21）。

表 1-19　第 1 次凝血仪器 A 检测结果

项目	结果	单位	参考范围
凝血酶原活度	65.6 ↓	%	80～120
凝血酶原时间	14.8	s	11～15
活化部分凝血活酶时间	81.1 ↑	s	23～45
凝血酶时间	17.4	s	10～20
纤维蛋白原	4.45 ↑	g/L	2～4
D-二聚体	0.42	μg/ml	0～0.5
国际标准化比值	1.21	—	0.9～1.3
纤维蛋白（原）降解产物	3.14	μg/ml	0～5.0

注：—.无内容。

表 1-20　第 2 次凝血仪器 B 复查结果

项目	结果	单位	参考范围
凝血酶原活度	78.0	%	75～158
凝血酶原时间	12.8 ↑	s	9.1～12.1
活化部分凝血活酶时间	38.7 ↑	s	25.4～38.4
凝血酶时间	14.5	s	11～18
纤维蛋白原	6.7 ↑	g/L	2～4
D-二聚体	368	ng/ml	＜500
国际标准化比值	1.16	—	0.8～1.5
纤维蛋白降解产物	3.75	μg/ml	0～5

注：—.无内容。

表 1-21　3 种试剂 APTT 测定结果差异较大

单位：s

项目	仪器 A	仪器 B	仪器 C	仪器 D
APTT	81.1	38.7	85.7	56.0

注：APTT.活化部分凝血活酶时间。

【案例分析】

初次遇到此案例的检验师可能充满疑惑，但无须过度紧张。可从多方面进行分析：①当天质控是否在控；②仪器加样是否准确；③试剂情况；④患者病情及用药情况；⑤标本是否为本人的；⑥不同仪器所采用的检测原理及试剂是否相同。通过对这些问题的分析，相信可以获得准确的结果。本案例中前 5 个原因均无误，因此，只需从检测原理方面进行考虑。

1. 不同仪器的检测原理

（1）仪器 A 检测 APTT 的原理：37℃条件下，以硅藻土激活因子ⅩⅡ和ⅩⅠ，以硅藻土（部分凝血活酶）代替血小板，在 Ca^{2+} 参与下，观察乏血小板血浆凝固所需时间，即为活化部分凝血活酶时间（APTT），是内源性凝血系统较敏感和常用的筛选试验。

（2）仪器 B 检测 APTT 的原理：APTT 是指在标准数量脑磷脂（血小板替代品）和部分激活物（硅藻土）存在的情况下患者血浆的复钙时间。APTT 在除外血小板的情况下评价内源性凝血途径（凝血因子ⅩⅡ、ⅩⅠ、Ⅸ、Ⅷ、Ⅹ、Ⅴ、Ⅱ和Ⅰ）。本测试对血小板功能和数量异常、凝血因子Ⅶ和ⅩⅢ缺乏不敏感。

2. 不同仪器检测原理的分析　由于仪器 A（磁珠法）和仪器 B（光学法）2 台仪器检测的原理不同，检测 APTT 的试剂对内源性凝血因子敏感度不同而导致检测结果有差异。

回顾此案例，当日凝血质控在控，仪器试剂没有问题，室间比对结果接近，国家卫生健康委员会室间质评的样本在仪器 A 上的检测结果也在要求范围内，以上结果均证明当日仪器 A 检测的 APTT 结果没有问题。

各厂家 APTT 试剂成分不一样，各试剂对因子缺乏的敏感度不一样，故 APTT 增高程度不一样。APTT 主要用于监测肝素、内源性凝血因子缺乏、狼疮抗凝物是否存在，单纯 APTT 延长可提醒临床医师重点关注以上几种情况是否存在。

【知识拓展】

1. 经过综合分析怀疑凝血结果异常时，可与临床医师沟通患者病情和用药情况，对结果有疑议时可更换检测系统进行复检。

2. 虽然不同检测系统的检测原理、试剂成分、检测结果及参考范围均不同，但通过外部比对和国家卫生健康委员会室间质评结果可判断室内检测系统是否在控。如果仪器和试剂没问题且质控在控，各检测系统的检测结果是可信的。

【参考文献】

[1] 吴启娇，童毅，曹丽琰，等. 赛科希德 SF-8000 凝血测试系统性能评价 [J]. 检验医学，2015, 30 (9): 921-925.

[2] 任洁，尹立娜，张展，等. 沃芬 ACLTOP750 全自动凝血分析仪凝血七项性能验证 [J]. 中国卫生检验杂志，2023, 33 (15): 1802-1806.

十一 D- 二聚体检测的干扰因素

案例介绍

患者，女性，6 岁，临床诊断为鼻出血。凝血六项检测结果为纤维蛋白（原）降解产物（fibrin degradation product，FDP）为 0.5 μg/ml，D- 二聚体（D-dimer，D-D）为 1410 ng/ml，纤维蛋白原（fibrinogen，FiB）为 1.63 g/L。检验师认为此结果有异常并让患者重新采血复查，复查结果见表 1-22，检测结果仍显示 FDP 低于 D-D，理论上来说，D-D 是纤维蛋白原的降解产物，FDP 应该高于 D-D，为何此患者 FDP 会低于 D-D？

表 1-22　患者凝血项目复查结果

项目	结果	单位	参考范围
纤维蛋白降解产物	0.52	μg/ml	0 ~ 5
D- 二聚体	1291 ↑	ng/ml	< 500

【案例分析】

检验师怀疑血液中某种物质干扰了 FDP 或 D-D 的检测，随后用因子稀释液将血浆进行倍比稀释，分别稀释 2 倍、4 倍、8 倍，稀释后检测结果见表 1-23。

表 1-23　患者 FDP、D-D 稀释后检测结果

项目	原倍	2 倍稀释	4 倍稀释	8 倍稀释
FDP/（μg/ml）	0.52	1.28	未做	0.88
D-D/（ng/ml）	1291	744	480	424

注：FDP. 纤维蛋白降解产物；D-D.D- 二聚体。

　　D-D 浓度随着稀释倍数的增加而下降，证明血液中确实存在某种物质干扰了 D-D 的检测；8 倍稀释和 4 倍稀释后结果几乎一致。最终，检验科审核了 8 倍稀释后的结果（424 ng/ml）。

【知识拓展】

　　D-D 是交联纤维蛋白在纤溶酶作用下水解产生的特异性降解产物，虽临床诊断特异度不高，但其具有高灵敏度和极佳的阴性预测能力，现已广泛应用于血栓形成性疾病、肝病和恶性肿瘤、心血管疾病等的早期诊断。此外，D-D 的检测还可用于溶栓药物治疗的疗效观察。因此，D-D 检测结果的准确性对临床相关疾病的诊治具有重要意义。FDP 由 X- 寡聚体、D-D、中间片段及片段 E 等组成。故在理论上，同一份标本的 FDP 检测值应大于 D-D。但在日常工作中常会遇到相反的情况，常见原因是类风湿因子（rheumatoid factor，RF）、异嗜性抗体阳性等引起的 D-D 假性增高；此外，还有一些不明确的干扰因素也可能导致其假性增高，需要进一步查找原因，并找到纠正方法。一般来说，RF 和异嗜性抗体等干扰导致的 D-D 假性增高可通过对标本进行多倍稀释来解决。随着稀释倍数的增加，D-D 结果会下降并最终稳定，从而使检测结果得以纠正。如稀释 D-D 后检测结果仍不下降，则不发放 FDP 检测值低于 D-D 的报告，应更换检测方法进行检测纠正。

【参考文献】

［1］李勤，卢兴兵，石佳，等 . 1 例 D- 二聚体远高于 FDP 原因分析［J］. 标记免疫分析与临床，2021，28（1）：179-180.

［2］POLO FRIZ H，PASCIUTI L，MELONI D F，et al. A higher D-dimer threshold safely rules-out pulmonary embolism in very elderly emergency department patients［J］. Thromb Res，2014，133（3）：380-383.

［3］吉薇，沈连军. 浅析血浆 FDP、FM、D- 二聚体的含量在 DIC 诊断中的价值［J］. 实验与检验医学，2016，34（5）：630-631.

［4］刘强，程英升，王永利. D- 二聚体及纤维蛋白原监测在导管接触溶栓治疗急性 下肢深静脉血栓形成中的应用［J］. 介入放射学杂志，2018，27（11）：1031-1035.

［5］田丽平. 肿瘤患者血浆 D- 二聚体、FDP、抗凝血酶Ⅲ活性的测定及其临床价值 分析［J］. 系统医学，2022，7（12）：178-182.

十二 血细胞比容对凝血结果的影响

案例介绍

患者，男性，55 岁。进行凝血四项检查，检验师上机时发现其血浆 量特别少，随即查看患者血常规检测结果，发现其血细胞比容（HCT）为 0.783。根据本院检验科的标准操作规程，当 HCT < 0.20 或 HCT > 0.55 时，凝血标本的抗凝剂剂量需要校正，联系临床护士按校正后的抗凝剂添加量 重新采血送检，校正前后凝血检测结果对比见表 1-24。

表 1-24 患者凝血四项抗凝剂校正前后检测结果对比

项目 / 单位	校正前	校正后
PT/s	18.6 ↑	19.3 ↑
PT%/%	46 ↓	44 ↓
INR	1.68 ↑	1.74 ↑
TT/s	11.7	13
APTT/s	79.3 ↑	36.5
FIB/（g/L）	6.73 ↑	8.01 ↑

注：PT. 凝血酶原时间；PT%. 凝血酶原活动度；INR. 国际标准化比值；TT. 凝血酶时间；APTT. 活化部分凝血活酶时间；FIB. 纤维蛋白原。

【案例分析】

临床检验操作规程规定，检测凝血项目时如HCT过高或过低（HCT < 0.20 或 HCT > 0.55）则应进行抗凝剂校正。检验师为患者做凝血四项检查时观察离心后血液检验前的状态，及时发现了患者血浆量少的问题，并查看患者的血常规检测结果，发现HCT > 0.55。根据抗凝剂校正公式：抗凝剂剂量（ml）= 0.001 85 × 采血量（ml）×（1-HCT）× 100，计算得出此患者需要的抗凝剂剂量为 0.12 ml，而医院常规凝血采血管的抗凝剂剂量为 0.32 ml。故检验师立即联系临床科室，让其送来空采血管，将采血管中的抗凝剂吸走 0.20 ml。因采血管打开已无负压，护士便用 3 ml 注射器抽取血液，然后，即刻沿枸橼酸钠抗凝管管壁缓慢注入后送到检验科。检验科收到标本后离心上机检测凝血四项，最后得到了准确结果。

高 HCT 可影响凝血检测结果，一定要校正抗凝剂的量，发放正确的检验结果，以免误导临床诊断。同时，对于部分已知 HCT 结果异常的患者要及时与临床护士沟通，尽量避免二次采血。也有研究显示，高 HCT 患者直接采集 3.2 ml 血液进行凝血四项检测的结果与校准采血量的凝血检测结果差异无统计学意义。因此，此类患者也可直接采集 3.2 ml 血液进行检测，从而避免二次采血。

【知识拓展】

凝血四项（PT、APTT、FIB、TT 检测）是血栓与止血的常用筛查试验。

1. PT PT 延长主要见于先天性凝血因子 Ⅱ、Ⅴ、Ⅶ、Ⅹ降低，纤维蛋白原缺乏（< 500 mg/L）或无纤维蛋白原血症，严重肝病，维生素 K 缺乏症，口服抗凝剂等；PT 缩短可见于先天性凝血因子 Ⅴ 增多、弥散性血管内凝血（disseminated intravascular coagulation，DIC）早期（高凝状态）、口服避孕药，以及其他血栓前状态或血栓性疾病。世界卫生组织（World Health Organization，WHO）推荐应用 INR 作为口服抗凝血药实验室检测的首选指标，以 INR 维持在 2.0 ～ 4.0 为宜。

2. APTT APTT 延长主要见于轻型血友病、血管性血友病、血中抗凝物含量增高、纤溶亢进、肝脏疾病、维生素 K 缺乏症、口服抗凝剂、应用肝素等；APTT 缩短主要见于血栓前状态、DIC 高凝期、心肌梗死等。动态观察 APTT 变化有助于 DIC 的诊断。

3. FIB FIB 是一种急性时相反应蛋白。FIB 增高可能是一种非特异性反应，如感染、无菌性炎症、糖尿病、急性心肌梗死、恶性肿瘤、外伤、外科手术后、妊娠晚期、妊娠期高血压疾病等；FIB 降低可见于原发性纤维蛋白原减少或结构异常、低或无纤维蛋白原血症、异常纤维蛋白原血症、DIC 晚期、纤溶亢进、重症肝炎和肝硬化等。

4. TT　TT 延长主要见于低 / 无纤维蛋白原血症和异常纤维蛋白原血症，其中更多见于获得性低纤维蛋白原血症、肝素治疗、肿瘤、系统性红斑狼疮、原发性或继发性纤溶亢进等；TT 缩短一般无临床意义。

【参考文献】

[1] 尚红，王毓三，申子瑜. 全国临床检验操作规程 [M]. 4 版. 北京：人民卫生出版社，2015.

[2] 刘成玉，罗春丽. 临床检验基础 [M]. 5 版. 北京：人民卫生出版社，2012.

[3] 赖霂佳，刘琳，高学梅，等. 高血细胞比容患者凝血标本采集量的研究 [J]. 检验医学与临床，2021，18（12）：1752-1754.

[4] 娄峻，王森钰，邱卫强. 抗凝剂校正公式在凝血四项检测中的应用 [J]. 实用检验医师杂志，2014，6（3）：189-191.

十三　使用头孢哌酮钠舒巴坦钠导致凝血功能障碍

案例介绍

患者，男性，80 岁。凝血六项检测结果显示，PT 显著延长，INR 为危急值，检验科室内质控合格，标本采集与运送合格，标本并无异常，复查后结果仍异常。检验师与临床医师沟通，得知此患者并未使用华法林，检验师疑惑该患者此前结果一直正常，是什么原因导致 PT 值突然升高呢？

【案例分析】

检验师通过查看患者病历，发现此患者使用了头孢哌酮钠舒巴坦钠，之后PT显著延长。该患者使用头孢哌酮钠舒巴坦钠前后的凝血检测结果对比见表1-25。检验师与临床医师沟通，怀疑PT值突然升高可能与头孢哌酮钠舒巴坦钠抑制维生素K吸收有关。复查后，患者的PT值仍升高，随即给予维生素K肌内注射，后停用头孢哌酮钠舒巴坦钠，更换其他抗感染药物，PT缩短，之后恢复正常。因此，之前PT结果异常确认为头孢哌酮钠舒巴坦钠用药影响。

表1-25　患者使用头孢哌酮钠舒巴坦钠前后凝血检测结果对比

检测时间	PT/s	INR	APTT/s	TT/s	用药情况
第1天	11.2	1.02	30.3	—	无
第3天	11.1	1.01	33.8	—	无
第7天	11.4	1.04	32.8	—	无
第8天	13.6	1.24	63.2	35.7	应用肝素
第9天	14.1	1.29	50.4	23.1	无
第11天	13.5	1.23	36.8	—	启用头孢哌酮钠舒巴坦钠
第12天	13.9	1.27	43.3	17.2	无
第14天	20.1	1.85	39.8	13.9	无
第15天	46.0	4.30	43.7	16.0	无
第15天	60.1	5.65	44.6	16.0	输注维生素K
第15天	76.6	7.24	47.1	16.8	无
第15天	42.3	3.95	43.1	16.1	输注血浆
第16天	26.8	2.48	42.7	16.5	停用头孢哌酮钠舒巴坦钠，更换为美罗培南
第17天	14.6	1.33	37.9	—	无

注：PT.凝血酶原时间；INR.国际标准化比值；APTT.活化部分凝血活酶时间；TT.凝血酶时间；—.未检测。

【知识拓展】

头孢哌酮钠舒巴坦钠的主要不良反应包括消化道反应、皮肤过敏反应、一过性肝功能异常等，可引起严重的凝血功能障碍。其导致凝血功能障碍的机制是，头孢哌酮在体内几乎不代谢，40% 以上经胆汁通过肠道排出，可抑制肠道正常菌群，抑制维生素 K 的肠道合成，导致维生素 K 缺乏性依赖性凝血酶原血症，从而引起凝血功能障碍，表现为 PT、APTT 延长及出血倾向。头孢哌酮的第 3 位侧链上有 N- 甲硫四唑基团，可抑制肝微粒体羧化酶或维生素 K 氧化还原酶，导致维生素 K 依赖性凝血因子缺乏。凝血因子 II、VII、IX、X 是维生素 K 依赖性凝血因子，需激活维生素 K 才能发挥凝血作用。当维生素 K 缺乏时，上述凝血因子不能羧化，从而失去凝血活性。值得注意的是，头孢哌酮钠舒巴坦钠可导致 PT 和 APTT 延长，但 TT 一般不延长。

【参考文献】

［1］ 娄丽丽，赵旭，王思睿，等. 舒普深致中重症急性胰腺炎严重凝血功能障碍 1 例报告［J］. 临床肝胆病杂志，2017，33（1）：167-168.

［2］ LIU G Y，GUO D H，CHEN C，et al. Retrospective studies on adverse induced by cefoperazone and cefoperazone/sulbactam［J］. ADRJ，2008，10（1）：15-18.

［3］ 刘皈阳，郭代红，陈超，等. 头孢哌酮与头孢哌酮/舒巴坦不良反应的回顾性调查分析［J］. 药物不良反应杂志，2008，10（1）：15-18.

［4］ 王宇，丁宁. 单用头孢哌酮钠舒巴坦钠致凝血功能异常的临床分析及对策［J］. 临床和实验医学杂志，2015，14（16）：1397-1399.

［5］ 李德辉，孙备. 重症急性胰腺炎继发感染及抗生素的合理应用［J］. 世界华人消化杂志，2005，13（13）：1574-1576.

十四 疟原虫感染

案例介绍

患者，男性，57岁，以"发热5天，最高体温39℃"为主诉就诊于发热门诊。此患者5天前无明显诱因出现发热，伴肌肉酸痛、食欲减退。前一天因误服84消毒泡腾片后出现恶心、呕吐，于医院行洗胃、奥美拉唑抑酸、补液、冷盐水稀释去甲肾上腺素口服等治疗后症状缓解。患者在洗胃过程中出现粉红色胃液，胃液隐血检测结果为阳性，血小板计数为 20×10^9/L（危急值），肝功能异常，D-二聚体、纤维蛋白（原）降解产物升高。患者治疗后仍发热，伴头晕，无头痛，无视物模糊和复视，无腹痛、腹泻及皮肤出血点等。其在国外期间曾感染疟疾3次，回国时疟疾已痊愈。否认聚集性发病。一般情况尚可，神志清楚。临床初步考虑疟疾复发的可能。

本次治疗的相关辅助检查如下。

1. 血常规检测 结果显示，白细胞计数为 4.9×10^9/L，嗜酸性粒细胞百分数为 0.1%↓，淋巴细胞计数为 0.7×10^9/L↓，嗜酸性粒细胞计数为 0↓，淋巴细胞百分数为 14.5%↓，红细胞计数为 3.89×10^{12}/L↓，中性粒细胞百分数为 79.3%↑，C反应蛋白为 167.8 mg/L↑，血红蛋白为 125 g/L↓，血细胞比容为 0.355↓，血小板计数为 11×10^9/L↓。

2. 血生化检测 结果显示，葡萄糖为 7.06 mmol/L↑，血淀粉酶为 14 U/L↓，N端-B型钠尿肽前体为 177 pg/ml↑，脂肪酶为 55 U/L↓，尿素为 8.8 mmol/L↑，钙为 1.92 mmol/L↓，钾为 3.47 mmol/L↓，钠为 130.2 mmol/L↓，氯为 98.9 mmol/L↓，二氧化碳结合力为 19.2 mmol/L↓。

3. 凝血六项检测 结果显示，凝血酶原活动度为 65.6%↓，纤维蛋白原为 4.45 g/L ↑，D- 二聚体为 10.38 μg/ml ↑，纤维蛋白（原）降解产物为 25.8 μg/ml ↑。

4. CT 平扫

（1）腹盆 CT：阑尾不粗伴腔内粪石；部分肠管积气、积液。

（2）头部 CT：未见明显异常，必要时需进一步检查。

（3）胸部 CT：双侧胸腔积液并双肺下叶膨胀不全；右肺中叶索条；脂肪肝，肝囊肿可能性大；脾大。

5. 血涂片　寻找疟原虫。该患者血涂片中找到疟原虫早期滋养体（环状体）（图 1-10），后经疾病预防控制中心复核，最终确诊为恶性疟。

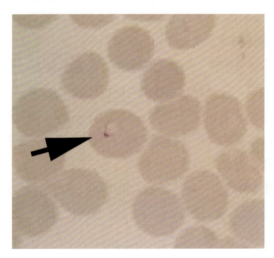

图 1-10　血涂片镜检（瑞氏染色，油镜 ×100）
注：箭头所指为疟原虫早期滋养体（环状体）。

【案例分析】

疟原虫是引起人体和动物疟疾的病原体，目前已知约有 130 多种，寄生在人体中的有 5 种，分别为恶性疟原虫（*Plasmodium falciparum*）、三日疟原虫（*Plasmodium malariae*）、间日疟原虫（*Plasmodium vivax*）、卵形疟原虫（*Plasmodium ovale*）及诺氏疟原虫（*Plasmodium Knowlesi*），其中恶性疟原虫可引起严重且致命的疟疾。

临床实验室通常采用薄血膜及厚滴血片法判断患者有无疟原虫感染。疟原虫需要 2 种类型的宿主——雌性按蚊和人。在人体内先后寄生于肝细胞（红细胞外期）和红细胞内（红细胞内期），进行裂体增殖。当唾腺中带有成熟子孢子（sporozoite）的雌性按蚊刺吸人血时，子孢子会随着唾液进入人体进而随血流入侵肝细胞，摄取肝细胞内营养发育并进行裂体增殖，形成红细胞外期裂殖体。成熟的红细胞外期裂殖体内含数以万计的裂殖子。裂殖子胀破肝细胞后释出，一部分裂殖子被巨噬细胞吞噬，其余部分侵入红细胞，开始红细胞内期的发育。侵入红细胞的裂殖子依次形成早期滋养体（环状体）、晚期滋养体（大滋养体）、未成熟裂殖体、成熟裂殖体的发育过程。待红细胞破裂后，裂殖子被释放，其中一部分被巨噬细胞清除，其余的再继续侵入其他正常红细胞，重复其红细胞内期的裂体增殖过程。在红细胞内，除进行裂体增殖外，部分裂殖子形成配子体，开始有性生殖的初期发育。配子体的进一步发育需在蚊胃中进行，当雌性按蚊叮咬疟疾患者时，在红细胞内发育的各期疟原虫随血液入蚊胃，仅雌、雄配子体能在蚊胃内继续发育，其余各期疟原虫均被消化。当受感染按蚊再吸血时，子孢子即可随唾液进入人体，又开始在人体内的发育，从而形成完整的生活周期。

青蒿琥酯-阿莫地喹和双氢青蒿素-哌喹是全世界使用最多的2种青蒿素复方药物，这些青蒿素类衍生物的结构特征是一种内过氧化物桥，在被寄生虫处理的宿主血红素结合的Fe^{2+}切割后，其具有潜在的杀寄生虫作用。

【参考文献】

[1] DHINGRA S K, GABRYSZEWSKI S J, SMALL-SAUNDERS J L, et al. Global spread of mutant PfCRT and its pleiotropic impact on plasmodium falciparum multidrug resistance and fitness [J]. Mbio, 2019, 10（2）: e02731-18.

[2] 郝萧. 红内期恶性疟原虫3D7中等长度ncRNA（RUF6-15）的功能研究 [D]. 北京：北京协和医学院，2016.

[3] CHAKRABARTI K, PEARSON M, GRATE L, et al. Structural RNAs of known and unknown function identified in malaria parasites by comparative genomics and RNA analysis [J]. RNA, 2007, 13（11）: 1923-1939.

[4] WHITE N J. Severe malaria [J]. Malar J, 2022, 21（1）: 284.

[5] SAVI M K. An overview of malaria transmission mechanisms, control, and modeling [J]. Med Sci（Basel）, 2022, 11（1）: 3.

第二章
临床体液学检验
实用案例

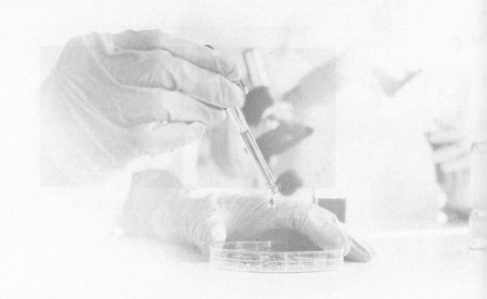

案例介绍

  检验师在工作期间收到呼吸科送检的支气管肺泡灌洗液（bronchoalveolar lavage fluid，BALF）进行细胞计数及分类。细胞计数完成后将标本离心、推片、干燥，进行瑞氏染色，在高倍镜下发现很多成团分布的细胞（图2-1）；在油镜下发现了体积较大的、单个核的、成团分布的异常细胞，但核异质性不明显（图2-2）。检验师立即联系临床医师了解患者病情，得知患者肺部有阴影，抗感染治疗效果不佳，但阴影又不像恶性病变。后将该患者的BALF送病理科进一步检查，病理结果为可疑癌细胞，建议进行活体组织检查（简称"活检"）。

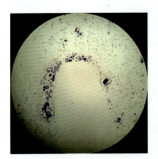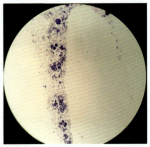

图 2-1　患者支气管肺泡灌洗液细胞成团分布
（瑞氏染色，高倍镜 ×40）

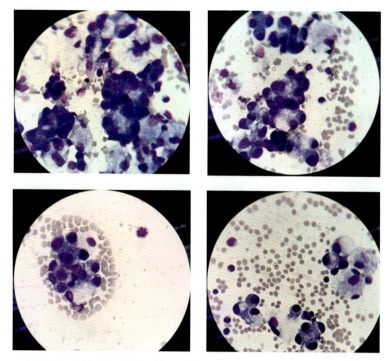

图 2-2　细胞成团分布，核异质性不明显（瑞氏染色，油镜×100）

【案例分析】

BALF 的细胞形态学检验在诊断肺部炎症、结核、肿瘤及寄生虫感染等方面有重要的临床意义。计数 BALF 中的细胞数量（红细胞、有核细胞）及各类有核细胞所占百分比，准确识别 BALF 中各类细胞、细菌、真菌、寄生虫、结晶等，可为临床对疾病的诊断、鉴别诊断、治疗效果和预后评估提供检验诊断依据。

检验师发现 BALF 标本检查结果异常后立即联系临床医师询问情况，并将可疑问题告知临床医师，待病理结果回报后，检验科检查结果被证实。BALF 检查可特异性地诊断恶性肿瘤细胞，该方法对诊断原发性或继发性肿瘤，尤其是周围型恶性肿瘤肺泡细胞癌、转移性肺癌有较高的阳性率。BALF 细胞计数和分类得出检查结果更加快速，但需要检验师有一定的经验。因此，检验师需不断积累学习，补充相关知识。

【知识拓展】

BALF 形态学检查对呼吸系统炎症、结核、肿瘤及寄生虫等疾病有重要的临床意义，但临床医师在活检和刷检前需取得合格的 BALF 标本。合格的 BALF 标本要求无血液混入，上皮细胞＜3%，红细胞＜10%；回收率＞40%，如果是肺下叶或其他肺叶、肺段灌洗，回收率＞30%。

1.BALF 有核细胞计数的参考范围 有核细胞计数（90～260）×10^6/L；肺泡巨噬细胞占 85%～96%，淋巴细胞占 6%～15%，中性粒细胞≤3%，嗜酸性粒细胞＜1%，鳞状上皮细胞/纤毛柱状上皮细胞≤5%。

2.BALF 中不同细胞组成的临床意义

（1）红细胞和白细胞：健康人的痰中以上皮细胞为主，另有少量中性粒细胞和肺泡巨噬细胞，无红细胞。

1）BALF 中红细胞增多主要见于各种原因导致的气管、支气管或肺出血。

2）中性粒细胞计数≥50%，提示支气管炎、支气管哮喘、急性肺损伤、肺吸虫病、吸入性肺炎或化脓性感染可能性大。

3）淋巴细胞计数≥25%，多提示患者可能患肉芽肿性肺病，如结节病和变应性肺泡炎、非特异性间质性肺炎、慢性肺尘埃沉着病、药物反应、淋巴细胞间质性肺炎、隐源性机化性肺炎；淋巴细胞计数＞50%，则提示患者变应性肺泡炎或富细胞型非特异性间质性肺炎可能性较大。

4）嗜酸性粒细胞增多常见于支气管哮喘、变应性肺炎、真菌或寄生虫感染等。

5）肥大细胞计数＞1%，同时淋巴细胞计数＞50% 及中性粒细胞计数＞3%，提示变应性肺泡炎。

（2）肺泡巨噬细胞：肺泡巨噬细胞可吞噬细菌、病毒、脂质等。其可处理并提呈抗原，通过产生细胞因子参与人体多种免疫反应，抵抗外来物质，提高个体自身免疫能力。

（3）上皮细胞：在 BALF 或痰中常见的上皮细胞有纤毛柱状上皮细胞、杯状细胞及鳞状上皮细胞，部分患者可见数量不等的肺泡细胞或储备细胞。

1）纤毛柱状上皮细胞：是常见细胞，一般无临床意义。若大量增多并伴有退行性变或核异质改变，则提示支气管哮喘、支气管炎及气管炎等相关疾病。

2）杯状细胞：若明显增多，常见于呼吸系统慢性炎症。

3）鳞状上皮细胞：正常 BALF 中如出现鳞状上皮细胞，通常为上呼吸道污染所致。但在慢性支气管炎、支气管扩张、肺脓肿患者，或吸烟者、老年人群中，可出现鳞状上皮细胞取代纤毛柱状上皮细胞的情况。鳞状细胞化生通常认为是微生物侵袭或机体对外界理化环境变化的一种适应性改变。

（4）肺泡细胞：肺泡细胞增多可见于病毒性肺炎、肺纤维化及化学治疗患者。

（5）含铁血黄素细胞：慢性或隐匿性肺泡出血性疾病患者的 BALF 中可见含铁血黄素细胞，如肺含铁血黄素沉着症或弥漫性肺泡损伤、肺出血 - 肾炎综合征等。

（6）尘细胞：吸烟或长期处在粉尘严重环境下，则可见尘细胞明显增多。

（7）核异质细胞：核异质又称上皮细胞不典型增生，根据细胞特点可分为轻度核异质、中度核异质和重度核异质。部分中、重度核异质细胞较难与不典型肿瘤细胞相鉴别，需结合临床及其他相关检查综合分析，进一步判断和明确。

（8）肿瘤细胞：正常 BALF 中无肿瘤细胞。若检出肿瘤细胞，则提示原发性肺癌或转移性肺癌；若检出造血淋巴组织系统原始细胞或淋巴瘤细胞，则提示白血病、淋巴瘤。此外，还需结合临床和其他检查以明确判断。

（9）细菌和真菌：BALF 中若发现病原菌，需结合病原菌培养鉴定致病菌。检出噬菌细胞及大量细菌，提示细菌性炎症，建议做细菌培养；检出真菌及菌丝，常见于真菌感染、免疫缺陷或重症患者，如隐球菌病、曲霉病、念珠菌病及肺孢子菌肺炎。BALF 中也可检出病毒包涵体、寄生虫等。

（10）结晶：胆固醇结晶增多见于肺脓肿、肺结核、脓胸、肺肿瘤等。胆红素结晶主要见于肺脓肿等。

【参考文献】

［1］廖军鲜，王凤计. 脱落细胞诊断学及彩色图谱［M］. 天津：天津科学技术出版社，2003.

［2］吴茅. 浆膜积液细胞图谱新解及病例分析［M］. 北京：人民卫生出版社，2018.

[3] 周道银，吴茅，许绍强，等. 支气管肺泡灌洗液细胞形态学检验中国专家共识
（2020）[J]. 现代检验医学杂志，2020，35（6）：4-8.

[4] 段爱军，吴茅，闫立志. 体液细胞学图谱[M]. 长沙：湖南科学技术出版社，
2021.

二 尿常规检测结果差异大的原因

案例介绍

某患者上午（9：00）在综合医院做尿常规检测，结果显示，尿糖（+++），
隐血（+++），红细胞 252 个/μl（表 2-1）；红细胞相位结果（10：00）
10～15 个/HP（表 2-2）。下午在社区医院检测，结果显示，尿糖（±），
隐血（－），红细胞计数为 0（表 2-3）。综合医院与社区医院的检测结果差
异很大，患者对此结果有疑义。

表 2-1　综合医院尿常规及沉渣检测结果

项目	结果	单位	参考范围
维生素 C	0	mmol/L	0
尿糖	+++ ↑		阴性
胆红素	－		阴性
酮体	±		阴性
比重	1.025		1.010～1.025
pH	5.5		4.6～8.0
尿胆原	±		阴性 - 弱阳性
蛋白质	－		阴性
亚硝酸盐	－		阴性
隐血	+++ ↑		阴性

项目	结果	单位	参考范围
白细胞	–		阴性
红细胞	252 ↑	个 /µl	0 ～ 17
白细胞	2	个 /µl	0 ～ 26
白细胞团	0	个 /µl	0 ～ 2
鳞状上皮细胞	0	个 /µl	0 ～ 28
非鳞状上皮细胞	0	个 /µl	0 ～ 6
透明管型	0	个 /µl	0 ～ 1
病理管型	0	个 /µl	0 ～ 1
细菌	0	个 /µl	0 ～ 7
酵母菌	0	个 /µl	0 ～ 1

表 2-2　综合医院尿红细胞相位镜检结果

项目	结果	单位	参考范围
尿液外观	淡黄清		淡黄清
红细胞数量	10 ～ 15 ↑	个 /HP	0 ～ 3
红细胞大小	不等		正常
红细胞形态	正常：90%	/HP	正常
红细胞形态 - 其他	异常：10%	/HP	

表 2-3　社区尿常规检测结果

项目	结果	单位	参考范围
维生素 C	0	mmol/L	0
尿糖	± ↑		阴性
胆红素	–		阴性
酮体	–		阴性
比重	1.020		1.015 ～ 1.025
pH	5.0		5.5 ～ 6.5
尿胆原	–		阴性
蛋白质	–		阴性

项目	结果	单位	参考范围
亚硝酸盐	–		阴性
隐血	–		阴性
白细胞	–		阴性
红细胞	0	个/μl	0～8
白细胞	0	个/μl	0～8
透明管型	0	个/μl	0～3
上皮细胞计数	0		
真菌	0		

【案例分析】

由于该患者 9:00 的尿常规和 10:00 的尿相位检测结果中均有大量红细胞，虽数值有差异，但由于不是同一份尿标本，红细胞报告单位不同，故此差异是可以出现的；并且医院验尿的容器上都粘贴了与患者信息一一对应的条码，故检查结果并无问题。

检验师再次询问患者相关情况，得知其在该医院上午 9：00 化验的尿颜色较深，是晨起后的第 2 次尿。患者拿到尿常规及沉渣检测结果后找医师复诊，医师再次开具红细胞相位差检查单。患者下午验尿时，尿已经是无色。众所周知，晨尿是有形成分检出率最高的，患者尿成分的变化符合人体代谢规律。

同时，检验师查看患者其他检测结果时发现其患有结石，为帮助患者更好地理解检查结果，检验师给该患者详细解释了"尿三杯试验"，即让患者在一次连续不断的排尿中，按前、中、后 3 段把尿分别留在 3 个尿杯中送检，此 3 个检测结果会有不同，临床根据该试验结果来粗略判断泌尿系统血尿的来源，协助鉴别泌尿道出血的部位。由此可见，同一次排尿取 3 次样本的检测结果也有不同，故患者一天内取不同时间段的尿检测结果也会出现差异。

经过以上沟通，患者理解了检测结果出现差异的原因，同时接受了此种差异。

【知识拓展】

常规的尿液检查内容包括尿量、尿色、酸碱度（pH）、比重、渗量、蛋白、葡萄糖、酮体、胆红素、尿胆原、亚硝酸盐、隐血、白细胞、含铁血黄素、尿三杯试验、本‑周蛋白、乳糜试验、尿沉渣（红细胞、白细胞、类酵母细胞、上皮细胞、小圆上皮细胞、管型、结晶、细菌、黏液）、尿浓缩稀释试验、尿卟啉定性试验、尿肌红蛋白定性、尿血红蛋白定性及尿妊娠试验。

1. 尿三杯试验

（1）操作方法：患者一次连续排尿，以最初的 10 ml 尿为第 1 杯，以最后的为第 3 杯，中间部分为第 2 杯，分别进行尿液检查，观察尿中红细胞、白细胞等参数变化，以判断泌尿系统出血或炎症部位。

（2）参考范围：目测法和显微镜检验法，3 杯均呈透明淡黄色；沉渣镜检均正常。

（3）临床意义

1）第 1 杯血尿，则病变部位在前尿道；第 1 杯脓尿，则为急、慢性前尿道炎；第 1 杯有脓丝，则为亚急性或慢性尿道炎。

2）第 2 杯血尿，则病变部位在膀胱底部、后尿道部或前列腺。

3）第 3 杯脓尿，则为前列腺炎或精囊炎、后尿道炎等。

4）3 杯全部血尿，则病变在膀胱或膀胱以上部位；3 杯全部脓尿，则可判断为尿道以上感染，如输尿管炎、肾盂肾炎、肾脓肿、肾积脓等。

2. 尿浓缩稀释试验

（1）参考范围

1）昼夜尿比重试验：24 h 尿量为 1000 ～ 2000 ml，昼夜尿量之比为（3 ～ 4）:1，12 h 尿量 < 750 ml；尿量最高比重 > 1.020；最高比重与最低比重之差 > 0.009。

2）3 h 尿比重试验：白天尿量占 24 h 尿量的 2/3 ～ 3/4，其中必有一次尿比重 > 1.025，一次 < 1.003。

（2）临床意义

1）肾浓缩功能降低见于肾小管功能受损早期，如慢性肾炎晚期或慢性肾盂肾炎、高血压、糖尿病、肾动脉硬化晚期，常表现为多尿、夜尿增多、低比重尿。当进入尿毒症晚期时,尿比重恒定在 1.010 左右,称为等渗尿。

2)肾外疾病,如尿崩症、妊娠高血压、严重肝病和低蛋白水肿等。

3. 尿沉渣红细胞

（1）参考范围

1）显微镜镜检法:男性 0～2 个/HP,女性 0～5 个/HP。

2）流式仪器法:男性 0～11 个/μl,女性 0～25 个/μl。

（2）临床意义:尿沉渣检测的标本以清晨第 1 次尿为佳,尿在非冷藏条件下于 2 h 内完成检测。尿标本量不得＜10 ml。

【参考文献】

［1］王前,王建中. 临床检验医学［M］. 北京:人民卫生出版社,2015.

［2］任倩,钱文丽,胡佳. 不同尿检时间对尿路感染患者尿常规检查的影响分析［C］// 南京康复医学会. 第三届全国康复与临床药学学术交流会议论文集（三）. 2022:193-198.

三 误采静脉血造成的"血气危急值"

案例介绍一

患者,女性,62 岁。血气分析结果显示,氧分压（partial pressure of oxygen,PO_2）为 28 mmHg,氧饱和度（oxygen saturation,SO_2）为 46%,结合标本外观,检验师怀疑标本为静脉血。与采血护士沟通,其回复为动脉血,再三确认后报危急值。患者的主治医师接到危急值报告后也怀疑标本为静脉血,故重采动脉血复查血气分析。第 2 次结果显示,PO_2 为 94 mmHg,SO_2 为 97%,结果正常,与患者情况相符。检验师与采血护士再次沟通核实,第 1 次血标本确实为静脉血。

患者，女性，55岁。血气分析结果显示，PO_2 为 31 mmHg，SO_2 为 51%，PCO_2 为 96 mmHg。检验师怀疑标本为静脉血。与采血护士沟通，其回复为动脉血，确认后报危急值。患者的主治医师接到危急值报告后怀疑标本为静脉血，故重采动脉血复查血气分析。第2次结果显示，PO_2 为 67 mmHg，SO_2 为 93%，并非危急值水平。主治医师与采血护士再次沟通核实，第1次血标本确实为静脉血。

【案例分析】

本案2例患者进行血气分析时，结果均显示 PO_2 和 SO_2 过低，同时血液外观颜色较深，与动脉血气分析结果不相符，检验师怀疑标本为静脉血并及时与采血护士沟通。重采血复查后 PO_2 和 SO_2 均升高，与患者病情相符，证实第1次血标本确为静脉血。因此，当对检验结果有疑议时，检验师应及时与临床医护人员沟通，确认检验前过程是否有误，排除检验前过程中的误差。

【知识拓展】

血气分析是临床常用于判断机体是否存在酸碱平衡失调及缺氧等情况的辅助检查，能为患者病情诊断和治疗提供帮助，其检验标本的采集至关重要。

静脉血气分析与动脉血气分析不仅结果有所差异（表2-4），标本外观也不同。

表2-4 静脉血气分析与动脉血气分析的结果对比

项目	动脉血	静脉血
pH	7.35 ~ 7.45	较动脉血低 0.03 ~ 0.05
PO_2	> 48 mmHg	各处不一，25 ~ 45 mmHg
PCO_2	35 ~ 45 mmHg	较动脉血高 5 ~ 7 mmHg
HCO_3^-	22 ~ 27 mmol/L	大致相等，高 1 ~ 2 mmol/L

注：pH. 酸碱度；PO_2. 氧分压；PCO_2. 二氧化碳分压。

1. 当循环功能不良时，动脉和中心静脉之间的 ΔpH、ΔPCO_2、ΔHCO_3^- 差值会增大，提示预后不佳。

2. 静脉血气分析只能用于判断酸碱平衡失调，不能用于判断呼吸功能。

3. $PO_2 \geq 50$ mmHg 通常为动脉血，$PO_2 \leq 40$ mmHg 通常为静脉血。血气分析中，SO_2 与患者手指氧饱和度相符为动脉血。有研究发现，在做血气分析时，动脉血中的电解质 Na^+、Ca^{2+} 离子浓度略低于中心静脉血，而 K^+ 的浓度无明显差异。

【参考文献】

[1] 陈凤梅. 动脉血气标本采集部位的选择 [J]. 河南外科学杂志, 2008, 14 (5): 52-53.

[2] 王静, 王明霞, 郑亚华, 等. 危重症患者周围动脉和静脉血气分析的差异研究 [J]. 护士进修杂志, 2019, 34 (4): 323-324.

[3] 牟爱珍, 李衍森, 纪凡层. 血气分析中动脉血和中心静脉血电解质指标的相关性研究 [J]. 国际检验医学杂志, 2015, 36 (17): 2529-2530.

四 尿人绒毛膜促性腺激素检测后标本保留的重要性

案例介绍

患者，女性，45 岁。门诊清晨送检人绒毛膜促性腺激素（human chorionic gonadotropin，hCG）检测，尿标本检测结果为阳性；但下午采血检测，血清 hCG 结果为阴性。患者入院后，再次检测尿 hCG，结果也为阴性。是什么原因导致 3 次检查结果不相符呢？

【案例分析】

医院检验科做尿 hCG 检查的标本会保存一段时间，因此，检验师找到患者在门诊时送检的尿标本进行复查，结果仍为阳性。与临床医师沟通，告知检验科的检验结果无误。临床医师表示认可，同时表示患者并无阳性体征，且血清 hCG 检测结果为阴性。尿 hCG 为筛查试验，只做参考，最终以血清 hCG 检测结果为准。

【知识拓展】

hCG 是由胎盘合体滋养细胞分泌的一种具有促进性腺发育功能的糖蛋白激素。妊娠 1 周后血 hCG 浓度为 5 ～ 50 U/L，尿 hCG ＞ 25 U/L；至妊娠第 8 ～ 10 周时达到峰值（50 000 ～ 100 000 U/L），持续 1 ～ 2 周后迅速降低，之后逐渐下降并以 1/10 ～ 1/5 的峰值水平维持至分娩。分娩后若无胎盘存留，产后 2 周内 hCG 消失。血清 hCG 浓度升高或尿 hCG 阳性是确定妊娠的重要标志。

异位妊娠时，血清 hCG 浓度升高不如正常妊娠，只有 50% 异位妊娠患者的尿 hCG 呈阳性，因此，hCG 阴性并不能完全排除妊娠诊断。

先兆流产、难免流产、不全流产时，尿 hCG 多呈阳性；完全流产或死胎时，尿 hCG 由阳性转为阴性。如人工流产后尿 hCG 仍呈阳性，提示子宫腔内有残留的胚胎组织。

如为葡萄胎，尿 hCG 浓度可升高，并在人工流产术后下降。葡萄胎清除不全、绒毛膜上皮癌等患者的尿 hCG 浓度会在下降后又继续上升。因此，动态监测尿 hCG 变化可用于评价治疗效果，尤其是化学治疗效果。绒毛膜上皮癌患者的 hCG 分泌量与肿瘤体积成正比，若尿 hCG 浓度超过 100 000 U/L 或血 hCG 浓度超过 300 U/L，并伴有甲状腺功能亢进表现，则可确定患者为葡萄胎。

男性尿 hCG 浓度升高可见于精原细胞瘤、睾丸畸胎瘤等。此外，肺癌、胃癌、肝癌、卵巢癌、子宫颈癌等患者的血和尿中 hCG 浓度也明显升高，但须与临床表现和其他检查结果综合分析才有意义。

由于 hCG 在结构上与卵泡刺激素、黄体生成素、促甲状腺激素相似，均含有相同的 α 亚基，所有与 hCG-α 亚基反应的抗体均能与卵泡刺激素、黄体生成素、促甲状腺激素的 α 亚基发生交叉反应，从而出现假阳性。更年期、排卵期女性，或者双侧卵巢切除患者，因尿黄体生成素含量增高，可影响hCG的检测结果。此外，尿hCG检查标本宜采集首次晨尿，否则可能因被稀释而呈假阴性。严重血尿、菌尿标本也不宜测定hCG。

检验科工作人员在窗口接受标本时，务必询问患者姓名以确保患者提交的检测申请单信息无误。

【参考文献】

［1］府伟灵，徐克前. 临床生物化学检验［M］. 5版. 北京：人民卫生出版社, 2012.

［2］刘成玉，罗春丽. 临床检验基础［M］. 5版. 北京：人民卫生出版社, 2012.

［3］李朝金，伍玉荣，陈彦杰，等. 早孕纸条同时检测血和尿HCG在妇女急腹症鉴别诊断中的应用［J］. 检验医学, 2013, 28(6): 484-485.

［4］王雅洁. 孕酮对预测早早孕流血孕妇妊娠结局诊断价值［J］. 北京医学, 2014, 36(7): 600-601.

［5］李燕，许庆元. 胶体金早早孕试纸条在定量检测血β-hCG前的筛查作用探讨［J］. 检验医学与临床, 2013, 10(4): 460-461.

［6］郭豪，周淑敏，吴坚，等. 检测尿μβ-hCG含量对异位妊娠的早期快速诊断价值［J］. 广西医学, 2012, 34(10): 1335-1336.

五　胸腔积液、腹水中的腺癌细胞

案例介绍一

检验科收到消化内科病房送检的腹水标本后，按照标准操作规程做腹水常规检查，同时将标本离心、推片、瑞氏染色，在油镜下发现大量嗜酸性粒细胞（图2-3）。沟通后，临床医师考虑为肿瘤。此腹水同时送检的病理报告显示可见肿瘤细胞，考虑腺癌可能性大。

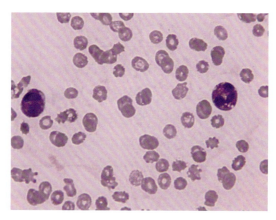

图 2-3　腹水涂片镜检结果
（瑞氏染色，油镜 ×100）

案例介绍二

　　检验科收到胸外科患者的胸腔积液标本后按照标准操作规程进行胸腔积液常规检测，同时将标本离心、推片、瑞氏染色，在油镜下发现了成团、有巨大核、有云雾状细胞质和大分泌泡的异常细胞，符合腺癌细胞特点（图2-4）。此胸腔积液同时送检的病理报告显示可见肿瘤细胞，考虑腺癌可能性大。

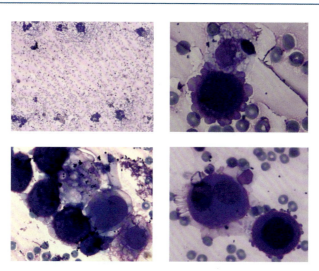

图 2-4　胸腔积液涂片镜检结果（瑞氏染色，油镜 ×100）

案例介绍三

检验科收到胸外科患者的胸腔积液标本后按照标准操作规程进行胸腔积液常规检测，同时将标本离心、推片、瑞氏染色，在油镜下发现有云雾状胞质，并有大分泌泡的异常细胞（图2-5）。临床医师考虑为癌细胞。此胸腔积液同时送检的病理报告显示可见癌细胞。

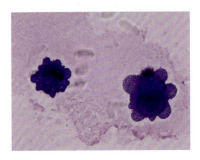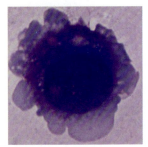

图2-5 胸腔积液涂片镜检结果（瑞氏染色，油镜 ×100）

案例介绍四

检验科收到消化内科患者的腹水标本后按照标准操作规程进行腹水常规检查，同时将标本离心、推片、瑞氏染色，油镜下见细胞呈腺管样排列（图2-6），符合腺癌细胞特点（腺癌细胞腺腔样排列是诊断腺癌细胞的固有特征，表现为多个肿瘤细胞成堆或围绕中心的不规则排列）。检验师及时与临床医师联系，提示有异常细胞。此腹水同时送检的病理报告显示可见腺癌细胞。

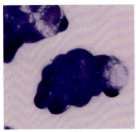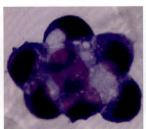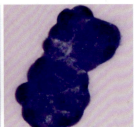

图2-6 腹水涂片镜检结果（瑞氏染色，油镜 ×100）

【案例分析】

周围型肺癌、胃癌、肠癌、肝细胞癌及卵巢癌等多累及胸、腹膜；浆膜腔积液癌细胞以腺癌多见（约占80%），少数为鳞状细胞癌或未分化癌。浆膜腔积液检查提示肿瘤细胞，对胸膜腔、腹膜腔原发性和转移性肿瘤的诊断有重要价值。

检验科在日常工作中常会收到胸腔积液、腹水等标本进行常规检测，对胸腔积液、腹水标本进行瑞氏染色后在油镜下观察细胞形态可帮助更好地区分多核和单核细胞，结果报告更准确。对本案4例患者，检验师均依照标准操作规程进行涂片及瑞氏染色。案例一检查结果发现嗜酸性粒细胞增多，嗜酸性粒细胞增多常见于变态反应和寄生虫所致渗出液，也见于多次反复穿刺、人工气胸、术后积液、结核性渗出液吸收期、系统性红斑狼疮、充血性心力衰竭、肺梗死、霍奇金淋巴瘤、间皮瘤、腺癌等患者，检验师及时与临床医师沟通，临床医师根据患者病情考虑为腺癌。其余3个案例在进行分类时同时发现异常细胞，根据细胞形态分析疑似腺癌细胞。检验师在发现异常时应及时与临床医师沟通，以更快、更全面地帮助临床医师了解患者病情。

【知识拓展】

浆膜腔积液中含有多种细胞成分，其中非恶性细胞包括红细胞、中性粒细胞、嗜酸性粒细胞、嗜碱性粒细胞、肥大细胞、淋巴细胞、巨噬细胞、间皮细胞、染色体分裂象、浆细胞、鳞状上皮细胞、狼疮细胞和尘细胞等；恶性细胞包括腺癌细胞、小细胞癌细胞、鳞状细胞癌细胞、淋巴瘤细胞、间皮瘤细胞、白血病细胞、黑色素瘤细胞和多倍染色体等。根据浆膜腔积液中的细胞成分可以初步诊断疾病类型。

1. 急性化脓性炎症患者的浆膜腔积液　可见大量中性粒细胞，少量退变间皮细胞，并有较多的细胞碎屑；巨噬细胞、淋巴细胞等成分较少。

2. 急性非化脓性炎症患者的浆膜腔积液　细胞成分多样，包括较多的中性粒细胞、淋巴细胞、巨噬细胞和增生活跃的间皮细胞，有时可见多核间皮细胞和有丝分裂。

3. 非特异性慢性炎症患者的浆膜腔积液　可见多量淋巴细胞，偶见浆细胞，常伴有中性粒细胞、组织细胞、间皮细胞、异形间皮细胞。

4.结核病患者的浆膜腔积液 可见大量淋巴细胞，巨噬细胞和间皮细胞较少见，有时可见较多红细胞；但结核病直接累及胸膜时，可见大量间皮胞，偶见朗汉斯巨细胞。

5.肝硬化患者的浆膜腔积液 可见少量散在的间皮细胞、巨噬细胞和淋巴细胞，但伴有肝细胞坏死和黄疸的活动性肝硬化患者，可见异型间皮细胞。

6.肿瘤患者的浆膜腔积液 可见相应癌细胞。大细胞型腺癌最为常见，小细胞型腺癌常成团出现，鳞状细胞癌较少见，未分化癌细胞胞核异型性明显，大小不一。

【参考文献】

［1］吴茅. 浆膜积液细胞图谱新解及病例分析［M］. 北京：人民卫生出版社，2018.

［2］廖军鲜，王凤计. 脱落细胞诊断学及彩色图谱［M］. 天津：天津科学技术出版社，2003.

［3］王前，郑磊，孙德华. 临床体液及排泄物形态学检查图谱［M］. 2版. 北京：科学出版社，2021.

［4］赵田，陈晓华，刘斌剑. 浆膜腔积液常规检测嗜酸性粒细胞增高的肺腺癌1例［J］. 国际检验医学杂志，2013，34（24）：3437-3438.

［5］壮婷. 肺癌合并外周血嗜酸性粒细胞增多的临床特点［J］. 实用临床医药杂志，2013，17（23）：186-187.

［6］王建中. 临床检验诊断学图谱［M］. 北京：人民卫生出版社，2012.

六 粪便标本中发现蓝氏贾第鞭毛虫

案例介绍

检验科收到患者粪便，为黄绿色稀糊便，气味极臭，显微镜下发现有运动的虫体，但不能确定虫体具体种类。将粪便涂片后分别进行革兰氏染色和瑞氏染色，在涂片中发现了蓝氏贾第鞭毛虫的滋养体和包囊（图2-7、图2-8）。

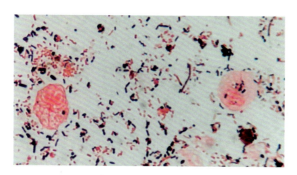

图 2-7　粪便涂片中发现滋养体
（革兰氏染色，油镜 ×100）

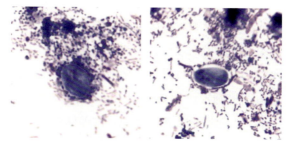

图 2-8　粪便涂片中发现包囊
（瑞氏染色，油镜 ×100）

【案例分析】

因北方寄生虫较少见，检验师为确认寄生虫的种类，又将粪便分别涂片、推片进行革兰氏染色和瑞氏染色，在涂片中发现蓝氏贾第鞭毛虫的滋养体和包囊。检验师立即与患者联系并告知其结果。

对于蓝氏贾第鞭毛虫感染，依据镜下形态特点很容易诊断，检验师如发现应及时报告。如遇到血液病或艾滋病等免疫力低下的患者并有相应临床表现，临床医师应及时与检验科工作人员沟通，做到早发现、早诊断、早治疗。

【知识拓展】

蓝氏贾第鞭毛虫又称十二指肠贾第虫或肠贾第虫，是可引起散发性或流行性腹泻的原虫类寄生虫。全世界均有发现感染蓝氏贾第鞭毛虫患者的报道，在中国也较为常见。其传播途径主要是人饮用被包囊污染的食物或水而感染，摄入包囊后有 1 周或更久的感染潜伏期，之后可能出现急性贾第虫病症状。高危人群包括婴幼儿、旅行者、免疫功能低下者和囊性纤维化患者。感染此寄生虫的临床表现包括无症状性感染、急性感染和慢性感染。无症状性感染而可排出包囊的情况可持续 6 个月或更长时间。急性贾第虫病可表现为腹泻、恶臭味脂肪性粪便（脂肪泻）、腹部痛性痉挛和腹胀感、胃肠胀气、恶心、呕吐、体重减轻、发热、便秘、荨麻疹，若不及时治疗，则多发展为慢性感染，可反复发作，表现为周期性稀便，粪便极臭，病程长达数年。

目前，检测贾第虫病的方法有抗原检测、核酸检测和粪便镜检。使用抗包囊或滋养体抗原的抗体免疫测定方法敏感度更高、速度更快。核酸检测也可以检测寄生虫，但经过抗感染治疗后，核酸检测的阳性结果无法判定寄生虫在人体内是否已经死亡。粪便镜检可以更直接地检查粪便里的寄生虫包囊和滋养体，此寄生虫的包囊为椭圆形，长 9 ~ 21 μm，宽 5 ~ 15 μm，厚 2 ~ 4 μm，前端钝圆，后端尖细，腹面扁平，背面隆起；滋养体有 2 个细胞核、4 对鞭毛，还有 1 个吸盘用于黏附肠上皮细胞。

【参考文献】

［1］龚道元，张时民，黄道连. 临床基础检验形态学［M］. 北京：人民卫生出版社，2020.

［2］ROBERTS D M, CRAFT J C, MATHER F J, et al. Prevalence of giardiasis in patients with cystic fibrosis［J］. J Pediatr, 1988, 112（4）: 555-559.

［3］SHRIMALI T, SRIVASTAVA S, MOHAMMAD N, et al. Giardiasis in an infant with fibro sarcoma: a case report［J］. Infect Disord Drug Targets, 2023, 23（7）: 82-85.

［4］王丹, 贺志权, 刘颖, 等. 1例蓝氏贾第鞭毛虫感染者的虫种分子鉴定及基因溯源［J/OL］. 中国寄生虫学与寄生虫病杂志, 2023, 41（3）: 1-5.

［5］FAUZIAH N, AVIANI J K, AGRIANFANNY Y N, et al. Intestinal parasitic infection and nutritional status in children under five years old: a systematic review［J］. Trop Med Infect Dis, 2022, 7（11）: 371.

［6］巨红妹, 王乙惠, 张霞, 等. 蓝氏贾第鞭毛虫基因快速标记载体的构建［J］. 中国寄生虫学与寄生虫病杂志, 2012, 30（3）: 174-178.

［7］高正琴, 贺争鸣, 岳秉飞. 蓝氏贾第鞭毛虫诊断［J］. 中国比较医学杂志, 2015, 25（1）: 76-79.

七 新生儿隐血的不断复测

案例介绍

新生儿患者的呕吐物送至检验科进行隐血试验。收到标本后，检验师首先观察外观，为暗红色浑浊物；按照标准操作规程进行隐血试验，结果显示为阴性。为排除假阴性结果，检验师进行涂片镜检，结果未发现红细胞，但发现大量酵母样孢子。由于标本外观为暗红色，遂与同事进行复核，确定未发现红细胞，发出隐血试验阴性的报告。临床医师对结果表示怀疑。检验师又对此标本进行复检，首先将标本离心，观察上清液为无色，若为中、重度溶血，则上清液应有暗红色样物质。然后，用尿常规试纸条进行隐血测定，结果为阳性。但尿隐血测定原理是基于血红蛋白中的亚铁血红素具有过氧化物酶的活性，催化过氧化氢释放新生态氧使色素原显色，此方法缺乏特异性，其不但与人血红蛋白发生反应，还与多种动物血红蛋白反应，且受饮食影响较大，故考虑胃液成分复杂导致假阳性。综合考虑此患者隐血试验仍应报告为阴性。

【案例分析】

检验师对待每份标本都要严谨负责，当有疑惑时要用不同方法检测判断，并由多人复核。如临床医师对报告有疑问，应再次复检。我们所做的一切努力都是为保证检验结果的准确性。检验并非机械操作，需要临床经验判断与实际操作结合，以保证检验结果的质量与准确性。

隐血试验是利用单克隆抗体与人血红蛋白特异性反应的原理，利用显色基团（金）显色，进而观察结果。隐血试验（单克隆抗体免疫胶体金法）只针对人血红蛋白抗原表位特异性强，可基本排除饮食及药物等因素的干扰，被世界卫生组织推荐作为粪便隐血试验的较为准确的检测方法之一，但以下情况也会出现假阴性结果：①血红蛋白在消化道内存留时间过长，被肠道内细菌分泌的酶溶解，使其免疫原性被破坏而失去与抗体结合的能力，进而导致假阴性结果，但这并非技术性假阴性。②患者处于消化道出血间歇期或出血量极少等情况，也可能导致阴性结果。③胶体金法在血红蛋白 > 2000 μg/ml 时会出现假阴性，这是因抗原过剩而导致的后带现象；如遇到柏油样便、鲜血便或血性胃液标本，而检测结果为阴性，应将标本稀释后复测或同时做化学方法试验。

为保证结果更加准确，检验师在日常操作中应增加显微镜镜检、上清颜色观察等手段进行辅助判断。用尿隐血试剂测定呕吐物或胃液的假阳性率很高，需要综合判断，同时需再用其他检验方法进行复检。

【知识拓展】

隐血试验还有一种不常用的方法。用乙肝五项（又称乙肝两对半）酶联免疫吸附试验（enzyme linked immunosorbent assay，ELASA）的 AB 液（A 液是过氧化氢，B 液是四甲基联苯胺）来检测隐血，简称"AB 液法"。但此方法是利用血红蛋白中的亚铁血红素有类似过氧化物酶特性，能催化过氧化氢放出新生态氧与色素原底物 3,3′,5,5′－四甲基联苯胺（TMB）结合生成联苯醌而出现蓝色，呈色稳定不用避光，此为化学法，假阳性率很高，其结果仅供参考，需要综合判断。

以上方法在本案例患者的隐血阳性标本中进行了验证。其隐血试验金标法显示为阴性，但在镜下可见红细胞，用 AB 液法（化学法）复检为阳性。

本案例提示我们，在做胃液或呕吐物的隐血试验时，如果双人复核镜检看到红细胞，无论免疫法、化学法反应结果如何，应一律报告隐血试验阳性；如果免疫法阴性，化学法弱阳性，未见红细胞，同时用免疫法复测仍为阴性，则报告隐血试验阴性；如果免疫法阴性，化学法强阳性，未见红细胞，用免疫法复测仍为阴性，应与临床医师沟通，若临床表现也无提示，则报告隐血试验阴性，并备注"建议复查"。

【参考文献】

［1］王建洲，陆希明. 三种便潜血试验测定方法的比较［J］. 哈尔滨医药，2005，25（2）：13-14.

［2］陈世凤. AB 液法检测粪便隐血试验分析［J］. 检验医学与临床，2010，7（14）：1531-1532.

［3］何卫东，程良忠，李健青，等. "AB 液法"检测粪便隐血试验［J］. 现代检验医学杂志，2002，17（3）：14-15.

八 粪便检查发现绦虫孕节和绦虫卵

案例介绍

患者，男性，28 岁。于体液门诊进行粪便寄生虫检查，初次镜检未发现虫卵，但患者送检样本时主诉"肛门经常排出像面条一样的白色物体"，故检验师高度怀疑为寄生虫，并嘱患者再留带有白色物体的粪便标本进行检查。患者再次送检的粪便标本可见虫体（图2-9）。经讨论和查阅资料，最终确认该虫体为绦虫孕节；后将虫体注入墨汁、压片（图2-10），发现绦虫卵（图2-11）。

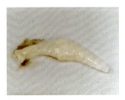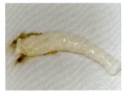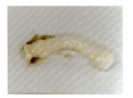

图 2-9　粪便标本中绦虫的活虫体

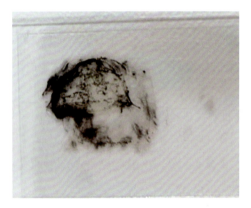

图 2-10　注入墨汁后的虫体压片

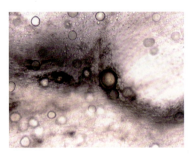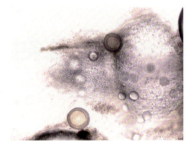

图 2-11　绦虫卵（墨汁染色，高倍镜 ×40）

【案例分析】

绦虫是雌雄同体的扁平状蠕虫，既可寄生在人体内，也可寄生在动物体内，主要引起胃肠道症状。与人类疾病相关的人肠绦虫主要包括带绦虫、裂头绦虫、膜壳绦虫等。人肠绦虫由头节、颈部和分节的体部组成，头节上面生有吸盘、小钩或吸沟，可通过这些部件吸附于宿主的肠壁上。分节的体部有成千上万个节片，节片可通过粪便排出体外。对此类寄生虫的诊断通常是通过节片和虫卵确诊，并区分不同绦虫的种属。

人类是带绦虫属的唯一终宿主，包括牛带绦虫、猪带绦虫和亚洲带绦虫。人类可通过食用含有囊尾蚴的生肉而感染，一般无症状，但可间歇性在粪便中发现节片，牛带绦虫的节片还可从肛门自行排出，一般通过发现粪便中的虫卵或节片而确诊。常见的裂头绦虫（鱼绦虫）包括阔节裂头绦虫、日本海裂头绦虫、太平洋裂头绦虫，感染后一般无症状，可有疲劳、腹泻、麻木、头晕和过敏等非特异性症状，也能引起机械性肠梗阻。膜壳绦虫较大多数绦虫小，最常引起儿童感染，一般无症状，但当寄生虫在体内过多时，则可引起痉挛性腹痛、腹泻、厌食、体重减轻、疲劳和肛门瘙痒等，也可出现贫血、头晕、易激惹等症状。

本案例患者的粪便中发现绦虫节片和虫卵，故可确诊为绦虫感染。当今社会，人们的生活环境越来越好，感染寄生虫的患者与过去相比已明显减少，但检验师在日常工作中仍不能忽视对寄生虫的相关检查。

【参考文献】

［1］龚道元，张时民，黄道连. 临床基础检验形态学［M］. 北京：人民卫生出版社，2020.

［2］段爱军，吴茅，闫立志. 体液细胞学图谱［M］. 长沙：湖南科学技术出版社，2021.

第三章
临床微生物学检验实用案例

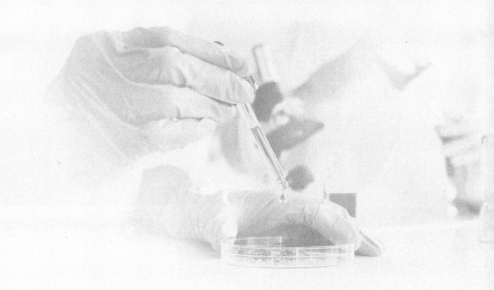

单核细胞增生李斯特菌感染

案例介绍

　　患者，女性，65岁，肾功能不全。因吸入性肺炎入院，体温为39.5℃，给予哌拉西林舒巴坦抗感染治疗，病情有好转。采集血培养标本进行培养，厌氧瓶培养23 h报警阳性，镜下涂片染色可见革兰氏阳性杆菌。次日，血琼脂平板上长出湿润的小菌落（图3-1），从培养基背面看有较明显的溶血环（图3-2），麦康凯平板未生长。取血平板上的菌落涂片进行革兰氏染色，结果仍为革兰氏阳性杆菌。经全自动细菌鉴定仪器鉴定为单核细胞增生李斯特菌。

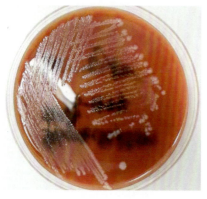

图 3-1　血琼脂平板上的菌落特征

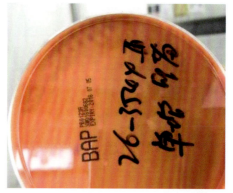

图 3-2　血琼脂平板上的菌落溶血特征

【案例分析】

　　本案例患者为老年肾病患者，此状态下患者的自身免疫力较弱，易受感染。单核细胞增生李斯特菌（*Listeria monocytogenes*）的易感人群主要为免疫力低下者、妊娠期女性、老年人和儿童。

单核细胞增生李斯特菌的形态特点为直或微弯革兰氏阳性短小杆菌，常呈V形，成对排列，偶尔可见双球状。在血琼脂平板上 35℃ 培养 18～24 h，可形成较小、圆形、光滑而有 β 溶血环的菌落。该患者的血培养特点与单核细胞增生李斯特菌极为相似，经鉴定，确定为单核细胞增生李斯特菌。血培养为临床提供准确的病原学诊断，可辅助临床对患者进行进一步治疗。

【知识拓展】

单核细胞增生李斯特菌在自然界中广泛存在，如土壤、水、人和动物粪便中等。该菌引起的人类疾病称为李斯特菌病，可引起脑膜炎、菌血症、胎儿宫内感染等，同时也有该菌引起关节炎、感染性心内膜炎、角膜炎、骨髓炎等的相关报道。单核细胞增生李斯特菌的易感人群主要为妊娠期女性、老年人、儿童和免疫力低下者。单核细胞增生李斯特菌是唯一经常感染人类的李斯特菌。正常人如果摄入大量李斯特菌，也可引起自限性发热性胃肠炎。但因其类似于肺炎链球菌或类白喉棒状杆菌，或者革兰氏染色结果不一，仅通过革兰氏染色识别李斯特菌可能很困难。在临床工作中也可能被误认为污染菌而被忽略。因此，当血液或脑脊液培养报告有"类白喉棒状杆菌"生长，且为有动力杆菌，而按照革兰氏阴性杆菌鉴定不符时，应考虑李斯特菌的可能。

在目前报道的细菌性食源性感染患者中，李斯特菌感染占比不到 1%。李斯特菌感染在夏季多见。常见症状包括发热、水样泻、恶心、呕吐、头痛，以及关节和肌肉疼痛，典型症状持续时间 < 2 天，通常可完全康复。患者可能因症状在一段时间内消退而未就诊，故临床易忽略李斯特菌感染引起的发热性胃肠炎。因此，推测患者有李斯特菌暴露史，且有相关胃肠炎症状，伴或不伴体温 ≥ 38.1℃ 时，应考虑李斯特菌病。

李斯特菌还可引起侵袭性疾病，各疾病特点如下。

1. 血流感染　非妊娠期的李斯特菌性菌血症多见于免疫功能受损者或老年人，也可见于新生儿。单纯性菌血症的病死率较高。临床表现通常为发热和寒战，约 1/4 的患者在之前有腹泻症状；感染还可播散至脑或脑膜，从而引起脑膜炎或脑炎。免疫功能受损患者合并中枢神经系统（central nervous system，CNS）感染的风险相对较高。

2. CNS 感染　李斯特菌感染后，CNS 感染最常见的表现是脑膜脑炎，可能广泛累及，也可能引起脑干局部受累（李斯特菌脑炎）。患者也可表现为血行播散引起的脊髓和脑脓肿。体征包括脑神经异常、共济失调、震颤、偏瘫和耳聋，常提示患者存在脑受累或局灶性神经系统受损。在病程的较晚阶段，患者还可能出现癫痫发作。CNS 感染患者的脑脊液常规分析显示仅有轻微异常，革兰氏染色通常为阴性，但李斯特菌培养通常呈阳性。因此，对疑似该疾病的患者应进行腰椎穿刺及脑脊液分析、培养和聚合酶链反应（polymerase chain reaction，PCR）检查，综合分析，尽快诊断。

3. 局灶性感染 常见于免疫功能受损者。大多无独特表现，可从病灶部位采集标本培养鉴定做出诊断。

4. 妊娠期患者 妊娠期女性感染李斯特菌的概率较高，约为普通人群的 10 倍。临床表现为发热、肌痛、腹痛或背痛、恶心、呕吐或腹泻，症状可能很轻微，不治疗也可缓解，需血培养鉴定才可发现。出现李斯特菌性菌血症的妊娠期患者中 CNS 感染相对少见。

5. 胎儿和新生儿感染 胎儿和新生儿如感染李斯特菌则可能为重度感染，经胎盘传播可能导致婴儿脓毒性肉芽肿病，可在婴儿多个内脏器官（肝、脾、肺、肾）中出现播散性脓肿和 / 或肉芽肿，也可能出现丘疹性或溃疡性皮损。婴儿脓毒性肉芽肿新生儿多为死产或出生不久后即死亡。

李斯特菌的药敏试验需要特殊培养基。美国临床和实验室标准协会（Clinical and Laboratory Standards Institute，CLSI）建议首选青霉素、氨苄西林、或复方磺胺甲噁唑进行治疗；热病建议首选青霉素 + 庆大霉素协同治疗。需要注意的是，李斯特菌对头孢菌素类天然耐药。

【参考文献】

[1] ROGALLA D, BOMAR P A. Listeria Monocytogenes. 2023 Jul 4. In：StatPearls ［Internet］. Treasure Island（FL）：StatPearls Publishing；2024 Jan–. PMID：30521259.

[2] KOOPMANS M M, BROUWER M C, VÁZQUEZ-BOLAND J A, et al. Human Listeriosis［J］. Clin Microbiol Rev, 2023, 36（1）：e0006019.

[3] 王辉，马筱玲，宁永忠，等. 细菌与真菌涂片镜检和培养结果报告规范专家共识［J］. 中华检验医学杂志，2017，40（1）：17-30.

［4］CHARLIER C，PERRODEAU É，LECLERCQ A，et al. Clinical features and prognostic factors of listeriosis：the MONALISA national prospective cohort study［J］. Lancet Infect Dis，2017，17（5）：510-519.

［5］Committee on Obstetric Practice. Committee opinion No. 614：Management of pregnant women with presumptive exposure to *Listeria monocytogenes*［J］. Obstet Gynecol，2014，24（6）：1241-1244.

［6］ZHAN Y C，XU T T，LIU H Y，et al. Perinatal infection with *Listeria monocytogenes*：a 10-year hospital-based study in Western China［J］. J Inflamm Res，2023，16：1243-1254.

 二 伤口分泌物分离出肺炎链球菌

案例介绍

　　患者，男性，68 岁。以淋巴瘤入住外科，取臀部脓肿伤口分泌物进行细菌培养鉴定。外科医师送检培养之后，给予清创处理，患者一般情况尚可，未发热。送检次日培养出大量呈典型脐窝状黏液的菌落，给予分纯传代，并贴奥普托欣纸片，第 2 天显示奥普托欣敏感。后经上机鉴定为肺炎链球菌，药敏试验结果显示全部敏感。

【案例分析】

　　肺炎链球菌是革兰氏阳性球菌，可呈矛头状、成双或链状排列，宽端相对，尖端相背。在血琼脂平板上 35℃、5% ～ 10% CO_2 培养 18 ～ 24 h，可形成细小、圆形、表面光滑、湿润、扁平、灰色、中央呈脐窝状的菌落，周围可见宽大的草绿色溶血环。肺炎链球菌主要引起呼吸道感染，是典型肺炎 - 大叶性肺炎的最重要的病原菌，也可引起菌血症、脑膜炎、中耳炎、乳突炎、心内膜炎等感染。伤口分泌物分离出肺炎链球菌罕见，不能直接认为其致病。该患者为老年淋巴瘤患者，免疫力低下，而肺炎链球菌有荚膜、毒力强且致病概率高，故可发生特殊类型的感染。该患者皮肤脓肿分离出肺炎链球菌，很可能就是致病菌。

清创是治疗外科感染的重要手段，不必等待微生物检验结果。从患者临床表现来看，并未引起全身感染，经处理后得到有效控制。该病例提示我们，临床感染千变万化，某些部位会有一些不常见的细菌感染情况，遇到这种情况，特别是菌量多且纯度高时，需结合患者病情判断，及时与临床医师沟通，避免漏检。

【知识拓展】

虽然目前已有 23 种不同的针对肺炎链球菌的血清型疫苗，但此菌仍是引起中耳炎、肺炎和脑膜炎的主要细菌，也是引起社区获得性菌血症的重要原因，并且是全球儿童和老年人发病和死亡的主要原因。因此，了解其发病机制更有利于攻克肺炎链球菌感染引起的疾病。

肺炎链球菌的发病机制主要是依靠其自身特点而形成，其表面成分可通过增强毒力和激发宿主炎症反应而增强自身感染能力。肺炎链球菌有荚膜，其荚膜多糖是肺炎链球菌主要的抗吞噬表面组分，是主要的保护性抗原，可引起宿主特异性保护性免疫应答。进入呼吸道时，肺炎链球菌与抗菌肽接触会触发自溶酶分裂细胞壁，从而释放附着的荚膜，荚膜会从细菌表面脱落，但不会杀灭细菌。荚膜脱落可去除这种关键的毒力决定因子，并减弱抗荚膜抗体调理细菌的能力。

肺炎链球菌还具有黏附的能力，可黏附于鼻咽部上皮细胞。其所产生的多种胆碱结合蛋白可与细菌细胞壁骨架结合，并识别和结合人体细胞表面的糖类和蛋白质，从而使细菌可与人体细胞直接接触并解除宿主防御。定植鼻咽部时，以及在鼻窦炎及中耳炎期间，肺炎链球菌可在鼻咽部、鼻窦和内耳形成牢固的生物膜。生物膜形成很大程度上依赖于外部因素（如温度）的调节。

肺炎链球菌与其他链球菌相比侵袭细胞的能力较差。细胞壁、黏附素及细胞毒素、肺炎链球菌溶血素能促进侵袭，而荚膜多糖会抑制侵袭。细菌细胞壁上的磷酰胆碱可通过与宿主细胞的血小板活化因子（platelet-activating factor,

PAF）受体连接，从而入侵宿主。此外，肺炎链球菌还可通过大胞饮摄取途径入侵细胞，这种摄取机制不依赖于受体，可非特异性转移较大成分。一旦进入内吞液泡，肺炎链球菌会被转运到细胞基底侧表面，引起细菌穿过宿主细胞，从而穿过上皮和内皮屏障（如从血液进入脑脊液）。

【参考文献】

［1］赵晓姬，党好，张任飞，等. 596株肺炎链球菌的感染分布特征及耐药性分析［J］. 海南医学，2023，34（3）：398-400.

［2］麦婉湘，文宏宇，黄亚薇. 肺炎链球菌的不同形态观察及临床药敏分析［J］. 检验医学与临床，2022，19（5）：673-676.

［3］乔根森，普法勒. 临床微生物学手册：第12版［M］. 王辉，马筱玲，钱渊，等译. 北京：中华医学电子音像出版社，2021.

［4］MITCHELL A M, MITCHELL T J. *Streptococcus pneumoniae*：virulence factors and variation［J］. Clin Microbiol Infect, 2010, 16（5）：411-418.

［5］GARCÍA-SUÁREZ MDEL M, VÁZQUEZ F, J MÉNDEZ F J. *Streptococcus pneumoniae* virulence factors and their clinical impact：an update［J］. Enferm Infecc Microbiol Clin, 2006, 24（8）：512-517.

三　霍乱弧菌的培养和鉴定

案例介绍一

患者，男性，32岁，因腹痛于肠道门诊就诊。稀便，粪便常规检验结果正常，粪便悬滴阴性，按常规增菌、培养。24 h培养出灰色菌落，未分出单个菌落。做血清凝集试验时O1群有凝集，O139群和盐水均未凝集。后经区疾病预防控制中心分离鉴定为O1群小川型霍乱弧菌，霍乱肠毒素核酸阳性。

患者，男性，25 岁，因腹泻于肠道门诊就诊。稀黏便，粪便常规检验结果显示，白细胞 60 个 /HP，红细胞 20 个 /HP，粪便悬滴阴性，按常规增菌、培养。24 h 培养出灰色菌落，做血清凝集试验时 O1 群在 1 min 后有不明显的凝集现象，O139 群和盐水均未凝集。后经区疾病预防控制中心分离鉴定为 O1 群稻叶型霍乱弧菌，霍乱肠毒素核酸阴性。

案例介绍三

患者，女性，28 岁，因腹泻于肠道门诊就诊。稀便，粪便常规检验结果显示，白细胞 1 个 /HP，粪便悬滴阴性，按常规增菌、培养。24 h 培养出灰色菌落。做血清凝集试验时 O1 群有凝集，O139 群和盐水均未凝集。后经区疾病预防控制中心分离鉴定为 O1 群稻叶型霍乱弧菌，霍乱肠毒素核酸阴性。

【案例分析】

霍乱弧菌是革兰氏阴性弧菌或杆菌，菌体弯曲或呈逗点状。取患者粪便直接涂片可见大量头尾相接、平行排列的弧菌，显微镜暗视野悬滴法镜检可见动力阳性。在碱性蛋白胨水中培养 6～8 h，液体可呈均匀浑浊，并有菌膜。在庆大霉素培养基上培养可形成无色透明的菌落。O1 群和 O139 群可引起霍乱的发病和流行，是霍乱的病原菌。O1 群和 O139 群诊断血清凝集试验呈阳性，盐水对照试验呈阴性，可作为霍乱弧菌的推测性诊断，应立即报告医师，并继续做生化反应或核酸检测以确诊。霍乱弧菌可作用于小肠黏膜，引起肠液大量分泌，表现为严重的腹泻（米泔水样便）、呕吐、脱水和酸中毒，如不及时治疗，患者病死率很高。

3 个案例患者均以腹痛、腹泻为临床表现而就诊，粪便悬滴均为阴性，即粪便涂片镜检动力均为阴性，此时若不继续做增菌和培养，则易漏诊。培养后均有细菌生长，且 O1 群诊断血清凝集试验均为阳性，均被鉴定为有霍乱弧菌感染。但患者一和患者二的菌落颜色为灰色，并非像常见的透明色，若按惯例易被否定，造成漏检。患者二于 1 min 后才出现极弱凝集，这种情况也需谨慎判断，并及时与临床医师沟通，及时上报。

【知识拓展】

霍乱是由霍乱弧菌的产毒菌株引起的一种急性分泌性腹泻性疾病。霍乱弧菌可分为古典生物型和埃尔托（Eltor）生物型；根据菌体抗原（即 O 抗原）又可分为 210 个血清型，但只有产霍乱毒素的霍乱弧菌才能引起霍乱。目前发现只有霍乱弧菌 O1 群和 O139 群可引起霍乱。

1. 流行病学　霍乱主要发生在非洲和亚洲部分无法获得洁净水源和卫生条件差的地区，在全球其他地区也有发生但十分少见。在地方性流行地区，人类主要通过摄入污染的食物或水而感染霍乱弧菌。重型霍乱患者粪便中排泄的霍乱弧菌可多达 $10^{10} \sim 10^{12}$ 个 /L。研究发现，与水环境中分离到的霍乱弧菌相比，感染者近期排出的霍乱弧菌似乎暂时具有更强的感染力。

2. 临床表现　霍乱的主要临床表现为腹泻、腹鸣、呕吐、低血容量和电解质丢失，发热并不常见。大量体液和电解质经粪便丢失，以及快速发生低血容量性休克（通常在呕吐和腹泻开始后 24 h 内发生）是重型霍乱的主要特征。典型的霍乱潜伏期是 1 ~ 2 天，因宿主的易感性和感染菌量不同，潜伏期也不同，短则数小时，长则 3 ~ 5 天。霍乱患者的腹泻通常无腹痛，无里急后重感，临床上轻型霍乱弧菌感染可能无法与其他原因引起的腹泻性疾病相区分，但重型霍乱与其他腹泻性疾病截然不同，主要表现为体液和电解质大量、快速丢失，此时给予适当补液能明显降低患者的病死率。因体液和电解质大量丢失可导致患者严重低血容量，此类霍乱患者可表现为眼窝凹陷、口干、皮肤湿冷、皮肤弹性下降或手足皮肤起皱（又称"洗衣妇手"）。呕吐也是霍乱患者的常见临床表现，常为水样呕吐，可能开始于出现腹泻之前或之后。还有一种罕见的霍乱形式为"干性霍乱"，此类型疾病特点是液体蓄积在肠腔，患者可在无腹泻的情况下出现循环衰竭，甚至死亡。

3. 诊断　霍乱可通过粪便培养、抗原检测、分子检测、暗视野显微镜检查和其他生化指标检测进行诊断。霍乱患者的粪便有其独有特点，带有斑片状黏液的米泔水样便是重型霍乱的特征性症状；在疾病早期，粪便中还可能混有胆汁成分。霍乱患者的实验室检查可能表现为低钾血症、低钠血症或高钠血症（虽然霍乱最常出现等渗性脱水）、低钙血症和酸中毒。在临床上，遇到以上实验室检查异常者，医师应提高敏感性，尽早诊断和上报，减少扩散和传播。

【参考文献】

[1] ALI M，NELSON A R，LOPEZ A L，et al.. Updated global burden of cholera in endemic countries ［J］. PLoS Negl Trop Dis，2015，9（ 6 ）：e0003832.

[2] MERRELL D S，BUTLER S M，QADRI F，et al. Host-induced epidemic spread of the cholera bacterium ［J］. Nature，2002，417（ 6889 ）：642-645.

[3] CASH R A，MUSIC S I，LIBONATI J P，et al. Response of man to infection with *Vibrio cholerae*. I . Clinical，serologic，and bacteriologic responses to a known inoculum ［J］. J Infect Dis，1974，129（ 1 ）：45-52.

[4] HORNICK R B，MUSIC S I，WENZEL R，et al. The Broad Street pump revisited：response of volunteers to ingested cholera vibrios ［J］. Bull N Y Acad Med，1971，47（ 10 ）：1181-1191.

[5] OSEASOHN R，AHMAD S，ISLAM M A，et al. Clinical and bacteriological findings among families of cholera patients ［J］. Lancet，1966，1（ 7433 ）：340-342.

[6] TANIUCHI M，ISLAM K，SAYEED M A，et al. Etiology of diarrhea requiring hospitalization in bangladesh by quantitative polymerase chain reaction，2014-2018 ［J］. Clin Infect Dis，2021，73（ 9 ）：e2493- e2499.

四 支气管保护性毛刷培养流程的改进

案例介绍

患者，男性，86岁，因肺炎入住呼吸内科。为查明病因，采支气管毛刷标本进行细菌培养。改良原有标本处理方法，采用新的方法：将毛刷放在 1 ml 生理盐水中，震荡 10 min 后，用 3 块血平板接种，定量密涂，接种量分别为 10 μl、100 μl 和 500 μl。另加麦康凯和巧克力平板，三区划线。次日培养出较多的菌落

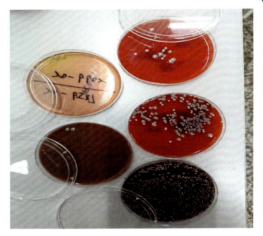

图 3-3　培养平板上的细菌菌落形态

（图 3-3）。可以看出，随着接种量的增加，菌落数也在增加。菌落较纯，主要为革兰氏阴性杆菌，夹杂其他一些小的菌落。采用三区划线得到的菌落明显少于定量接种。该菌进一步上机鉴定为鲍曼不动杆菌。

【案例分析】

支气管毛刷标本为气管镜检查中获得。该检查为有创检查，患者需承受一定的痛苦，故这种标本为珍贵标本，临床不易获取。对于此类标本应给予足够的重视，并充分利用。呼吸道感染诊断的"金标准"为病原学诊断，而普通痰标本由于受到上呼吸道正常菌群的污染，实际价值不高。通过支气管镜取得的标本直接来自下呼吸道，基本没有上呼吸道的污染，故诊断意义较大。对于此

类标本，以前的做法是直接接种单个血平板，但阳性率通常较低，且没有进行定量培养，结果不易分析。本次采用新的接种方法，取得了比较满意的效果。

毛刷培养的阈值为 1000 cfu/ml，该患者培养出来的鲍曼不动杆菌也大约是这个菌量，故对该菌的诊断意义较大。实际上，仔细观察平板还可发现存在其他不同菌，但从菌落形态来看，可能为凝固酶阴性葡萄球菌，其菌量在 1000 cfu/ml 以下，故无致病意义。这同时说明，尽管采用支气管镜直接取下呼吸道标本，可能仍难以完全避免污染，故进行定量培养十分重要。

微生物检验师与临床医师的沟通很重要。同时，应尽可能改进检验流程，以提高微生物检验的准确性和可靠性，从而为临床提供更有价值的检验报告。

【参考文献】

[1] 陈文慧. 保护性毛刷下呼吸道取样在肺部感染中的病原学诊断价值 [J]. 中国实用医药，2020, 15（23）: 200-202.

[2] 辛绍斌. 下呼吸道感染三种不同取材方法的临床对比研究 [J]. 临床肺科杂志，2009, 14（5）: 605-606.

[3] 臧金萍，冯静，陈思. 支气管黏膜活检与毛刷细菌定量培养对机械通气患者下呼吸道耐药菌感染的诊断评价 [J]. 中华医院感染学杂志，2015, 25（16）: 3653-3654.

[4] 谭晓明，吴奇涵，叶俊，等. 经纤维支气管镜单套管保护性毛刷采样病原菌培养对支气管 - 肺真菌感染致慢性阻塞性肺疾病急性加重的诊断价值 [J]. 中国呼吸与危重监护杂志，2014, 13（6）: 541-545.

[5] 雷小莉，张庆宪. 纤维支气管镜保护性毛刷在重症肺部感染中应用价值的探讨 [J]. 中国实用医刊，2012, 39（5）: 28-29.

五 痰抗酸染色阳性不一定是结核分枝杆菌

案例介绍

患者 1，男性，45 岁。临床诊断为后天性下肢变形、偏身型肌张力障碍、甲状腺功能减退，于骨科手术后出现高热、肺部感染，转入重症监护病房（intensive care unit，ICU）。在 ICU 住院期间，多次痰涂片抗酸杆菌阳性（图 3-4）。该菌的菌体形态较直，不像典型的结核分枝杆菌。该患者的临床表现和肺部影像学也不支持结核病的诊断。进一步进行γ干扰素释放试验，结果为阴性，结核分枝杆菌 DNA 阴性。后经鉴定为非结核分枝杆菌（nontuberculous mycobacteria，NTM）。

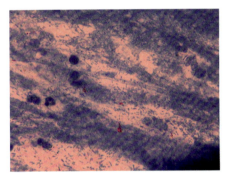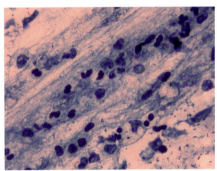

图 3-4　患者 1 痰涂片抗酸染色后镜下形态（油镜 ×100）

同期，呼吸科也出现 3 例痰抗酸染色阳性患者，均为比较典型的分枝样细长抗酸杆菌。其中 2 例如图 3-5 所示。结合临床表现和肺部影像学，这 3 例患者均确诊为肺结核。

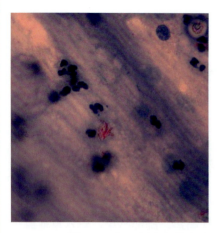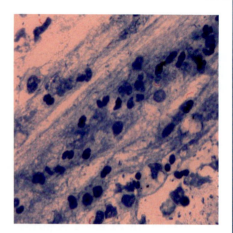

图 3-5　另 2 例患者痰涂片抗酸染色后镜下形态（油镜 ×100）

【案例分析】

从理论上来说，抗酸染色阳性并不一定是结核分枝杆菌，但由于非结核分枝杆菌感染较少见，故实践中常把抗酸染色阳性和结核分枝杆菌"画等号"，形成了思维惯性，应该提高警惕。事实上，近年来，非结核分枝杆菌感染的患者越来越多，已成为不容忽视的问题。非结核分枝杆菌在自然界广泛存在，为条件致病菌，免疫力低下者容易感染，而且存在一定的耐药性。

关于诊断标准，中国结核病相关指南诊断标准为，3 次痰涂片抗酸染色阳性，就可确诊为肺结核。但从本例来看，这条诊断标准还存在一定局限性。该患者前后共 5 次检出抗酸杆菌，但最终鉴定为非结核分枝杆菌。该患者病情危重，身体抵抗力差，有多种条件致病菌感染，非结核分枝杆菌只是其中一种。提示在临床实践中，一定要结合临床情况进行分析判断。

从形态学上来看，结核分枝杆菌与非结核分枝杆菌是有区别的，可作为初步鉴定的方向。结核分枝杆菌为细长、着色不均、弯曲的杆菌；非结核分枝杆菌形态各异，如偶发分枝杆菌为粗大的杆菌，麻风分枝杆菌为短杆菌。这需要在实践中总结。PCR 对发现结核分枝杆菌有较高的敏感度，有时可先对标本进行 PCR 扩增，如为阳性，再仔细镜检，可显著提高阳性率。此外，还应重视诊断技术的改进和提高，如 Xpert 检测在结核病的快速诊断中具有非常高的价值。

【参考文献】

[1] 黄富礼，范佳，林雁，等. 16 697例临床抗酸染色特点研究［J］. 检验医学与临床，2016，（3）：338-340.

[2] 韩莹，刘昕阳，王会平，等. 15 082例抗酸染色镜检结果分析［J］. 检验医学与临床，2014，11（Suppl 1）：62-64.

[3] 袁桢，张云杰. 活动性肺结核早期检验中荧光定量检验PCR与涂片抗酸染色法的价值分析［J］. 临床医学工程，2023，30（5）：655-656.

[4] ARMSTRONG D T，FISHER S，TOTTEN M，et al. Clinical validation of the Xpert MTB/RIF test for identification of the *Mycobacterium tuberculosis* complex in acid-fast bacillus smear-positive MGIT broth cultures［J］. J Clin Microbiol，2022，60（2）：e0216421

[5] TANG Y W，SHUFANG MENG S F，HAIJING LI H J，et al. PCR Enhances acid-fast bacillus stain-based rapid detection of *Mycobacterium tuberculosis*［J］. J Clin Microbiol，2004，42（4）：1849-1850.

六 血培养和动脉瘤组织同时培养鉴定出甲型副伤寒沙门菌

案例介绍

患者，男性，68岁。2个月前无明显诱因出现发热，1个月前出现腰痛，伴有间断性尿血症状，经各项检查后考虑腹主动脉假性动脉瘤、腹膜后感染、腰大肌脓肿、盆腔内组织感染。重新入院时，患者发热伴意识障碍。为查明病因，送检血培养（厌氧＋需氧），厌氧瓶培养17 h 25 min阳性报警，需氧瓶培养46 h 20 min阳性报警。将血培养转种至血琼脂平板后，可见细菌生长（图 3-6）；涂片革兰氏染色为革兰氏阴性杆菌（图 3-7）。该患者同时送检手术取出的腹主动脉假性动脉瘤做培养，送检 4 份，其中 3 份标本生长革兰氏阴性杆菌。该患者的血培养和腹主动脉假性动脉瘤上机结果均为甲型副伤寒沙门菌，由于该仪器的药敏板药物浓度范围无法覆盖此菌环丙沙星和左氧氟沙星的折点，故贴药敏纸片，复查为敏感（图 3-8）。后续该患者的菌种做高通量测序，鉴定结果为肠道沙门菌肠道亚种。

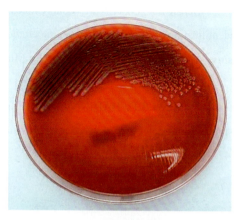

图 3-6　血平板上细菌菌落形态

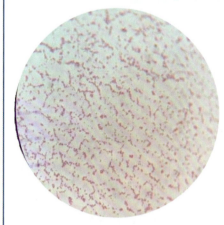

图 3-7　镜检细菌形态特点
（革兰氏染色，油镜 ×100）

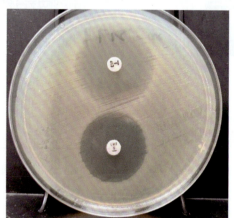

图 3-8　纸片药敏试验结果

【案例分析】

感染性主动脉瘤是一种罕见的、治疗困难的主动脉瘤类型。典型三联征为高热、腹痛、腰背及腹部搏动性包块。在发病过程中，细菌入侵的途径主要为病原微生物感染病变的动脉内膜造成动脉瘤和已存在的动脉瘤继发细菌感染。在病原学方面，具有动脉壁亲和力的非伤寒沙门菌感染较为常见。

非伤寒沙门菌在临床工作中较少见，对于该菌药敏试验结果的判断，不能完全依赖自动化设备。遇到不明确的药敏试验结果时，应参考最新 CLSI 标准，进行进一步试验。此病例经高通量测序判定为肠道沙门菌肠道亚种，该菌为革兰氏阴性杆菌，无芽孢，有鞭毛，能运动，有菌毛，属于肠杆菌科沙门菌属肠道沙门菌肠道亚种的一个血清型，属 D 群沙门菌。在血琼脂平板上培养 18 ~ 24 h 可见中央黑色菌落；在麦康凯琼脂平板上培养 18 ~ 24 h 可形成无色、透明的菌落；在 SS 琼脂平板上培养 18 ~ 24 h 可形成较小、无色、透明、中心为黑色的菌落。近年来，非伤寒沙门菌已成为引起胃肠炎和食物中毒的主要病原菌之一。确诊非沙门菌属胃肠炎的患者可从粪便中分离出非沙门菌属；若发生肠外感染，也可能从血液和尿液等体液中分离出此类菌。有时根据其他依据即可诊断，无须进行粪便培养。但在病情严重、有降低免疫功能的情况下，以及有增加发生并发症风险的共存疾病时，急性腹泻患者应进行粪便培养。年幼和老年患者发生沙门菌属胃肠炎时，出现并发症的可能性更大。因此，这些患者通常还应进行血培养，尤其是在得到粪便培养结果时病情仍较重或仍有发热的患者。

对血液进行正确的标本采集、培养和鉴定，并进行药敏试验，可以辅助临床及时、合理地进行针对性治疗，改善患者预后。当患者送来其他部位培养也鉴定为同一种细菌时，则病原菌的可能性很大，应及时与临床医师沟通，为临床诊疗给予帮助。检验师在平时工作中要多思考、多总结，努力学习补充微生物及临床方面的知识，才能不断提高微生物室的病原学诊断水平。

【知识拓展】

伤寒是由伤寒沙门菌（*Salmonella typhi*）和副伤寒沙门菌（*Salmonella paratyphi*）引起的，其他血清型沙门菌属（*Salmonella*）统称为非伤寒沙门菌。

非伤寒沙门菌是传染病暴发的常见原因，主要传染源为家禽和蛋类，也可见于食用新鲜农产品、肉类、鱼类、甲壳类、奶类、果仁酱和基于果仁的素食奶酪、香料等，以及污染的水，接触爬行类和两栖类动物也可能感染非伤寒沙门菌。非伤寒沙门菌引起的胃肠炎的主要特征包括腹泻、恶心、呕吐、发热和腹部绞痛。因为症状不典型，且有时临床表现很轻，故与多种其他病原体所致的胃肠炎难以鉴别。沙门菌属胃肠炎的潜伏期为摄入污染的食物或水后8～72 h。腹泻的粪便常无肉眼可见的血液，但粪便隐血试验呈阳性，尤其是儿童，腹泻通常4～10天可缓解。部分患者表现为黏液便或脓血便并伴有里急后重，其他全身症状（乏力、不适和寒战）、体重减轻和头痛也常见。

非伤寒沙门菌除引起肠内感染外，还可引起肠外感染。不到5%的非伤寒沙门菌感染患者会发生菌血症。非伤寒沙门菌菌血症可发展成为任何部位的感染，包括泌尿道、肺、胸膜、心脏、长骨、关节、肌肉和中枢神经系统。沙门菌性脑膜炎常发生于新生儿和1岁以下幼儿，是一种罕见的并发症，临床应高度警惕。非伤寒沙门菌也可引起血管内感染。因此，病情较重的沙门菌胃肠炎患者应进行血培养，该菌在需氧和厌氧血培养瓶中都容易生长。

【参考文献】

[1] 余雪明，徐景野. 应用多种方法检测食源性甲型副伤寒沙门菌的研究 [J]. 中国预防医学杂志, 2008, 9(9): 848-849.

[2] 黄梦颖，陈建辉，邱玉锋，等. 不同来源肠炎沙门菌耐药特征及遗传多样性特点的研究 [J]. 中国人兽共患病学报, 2023, 39(4): 318-324.

[3] TAKAYA A, YAMAMOTO T, TOKOYODA K. Humoral immunity vs. *Salmonella* [J]. Front Immunol, 2020, 10: 3155.

[4] THRELFALL E J. Antimicrobial drug resistance in *Salmonella*: problems and perspectives in food- and water-borne infections [J]. FEMS Microbiol Rev, 2002, 26(2): 141-148.

[5] GULIG P A. Virulence plasmids of *Salmonella* typhimurium and other salmonellae [J]. Microb Pathog, 1990, 8(1): 3-11.

案例介绍

患者，男性，63 岁。临床诊断为左髌骨开放性骨折术后感染。左髌骨手术取出的感染灶和关节内骨质进行组织培养。将组织加入肉汤后用研磨器研磨成组织匀浆，分别取 20 μl 接种到血琼脂平板和麦康凯琼脂平板上，三区划线。培养 12 h 后观察，2 个组织的培养平板上全部生长了 2 种相同的革兰氏阴性杆菌，分别转纯后菌落见图 3-9。2 种细菌上机鉴定结果分别为大肠埃希菌和铜绿假单胞菌。

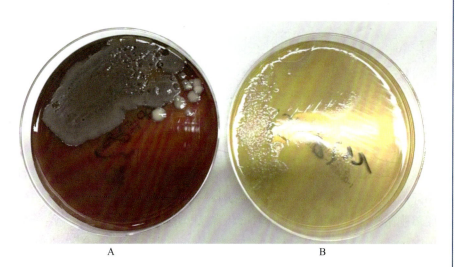

A　　　　　　　　　　　　　　　　B

图 3-9　培养平板上细菌菌落特点
注：A. 大肠埃希菌；B. 铜绿假单胞菌。

【案例分析】

组织标本通常为经注射器穿刺或手术活检获得。因该标本很难获取且非常重要，应注意保护好标本，并认真做好检测。研磨好的组织匀浆在接种结束后，同培养皿一同放入培养箱，以便第2天复查使用。

在组织培养未开展之前，临床怀疑有感染灶时，通常会送检脓液或用拭子在感染灶取样后送检，由于采集标本时操作手法不规范等原因，此种取样方法有可能导致病原菌漏检或杂菌污染。直接取组织标本进行培养可提高培养的阳性率，为临床医师提供可靠的诊断依据。取组织标本时为严格无菌操作，几乎不存在污染问题，培养阳性的意义很大。浅表组织培养也应注意避免污染问题。

深部组织感染包括心脏瓣膜、支气管、肺、肝、胃等器官的病变，通常比较严重，常久治不愈，甚至可危及生命。通过内镜和手术获得相应的组织标本，送检后应及时培养，找出病原菌，能有效辅助临床诊断和治疗。

【知识拓展】

假单胞菌属属于非发酵革兰氏阴性杆菌，目前已发现12个种与人类感染性疾病有关，分别为铜绿假单胞菌、荧光假单胞菌、恶臭假单胞菌、斯氏假单胞菌、门多萨假单胞菌、类产碱假单胞菌、产碱假单胞菌、维罗纳假单胞菌、蒙泰利假单胞菌、摩西假单胞菌、浅黄假单胞菌和栖稻假单胞菌。其中，铜绿假单胞菌最常见，也是假单胞菌属的代表菌种。

铜绿假单胞菌是假单胞菌属的代表菌种。其形态特点为革兰氏阴性杆菌，菌体细长且长短不一，成对或短链状排列，菌体一端有鞭毛。其中，黏液型铜绿假单胞菌痰涂片镜下呈蛙卵样排列。铜绿假单胞菌在血琼脂平板上35℃培养18～24 h，形成大而扁平、湿润、有金属光泽、蓝绿色、有透明溶血环的菌落，有生姜味。在血琼脂平板上可形成产绿色色素的黏液型菌落。在麦康凯琼脂平板上，可形成5种不同的菌落，分别是典型型、大肠菌样型、粗糙型、黏液型和侏儒型。铜绿假单胞菌可产生多种色素，包括绿脓素、红脓素、黑脓素和荧光素，其中绿脓素和荧光素最为常见。绿脓素溶于水和氯仿，为蓝绿色色素；荧光素只溶于氯仿，为绿色荧光素。其生化特性是氧化酶和触酶试验阳性。

铜绿假单胞菌在环境中分布广泛，尤其是在水中，也是热水浴缸和角膜接触镜护理液污染相关感染的重要病因。铜绿假单胞菌也可存在于正常人体皮肤、呼吸道与肠道黏膜中，为条件致病菌。铜绿假单胞菌可引起重度医院感染，尤其是免疫功能受损的患者极易感染。在临床表现方面，铜绿假单胞菌感染性肺炎与其他病原体所致肺炎难以鉴别。急性铜绿假单胞菌肺炎的临床特征通常为咳脓痰、呼吸困难、发热、寒战、意识模糊和重度全身性中毒反应。呼吸机相关性铜绿假单胞菌肺炎患者还可能突然或逐渐出现气管支气管分泌物增加和呼吸机效能下降。

铜绿假单胞菌还可引起皮肤、软组织和骨出现多种临床感染。值得注意的是，当出现坏疽性深脓疱、烧伤创面感染、热水浴毛囊炎、钉刺伤后发生的足部感染、绿甲综合征、穿耳洞或耳针疗法后发生的软骨膜炎时，应考虑可能由铜绿假单胞菌感染引起。其中，坏疽性深脓疱是铜绿假单胞菌感染产生的特征性皮肤病变，最常见于发生菌血症的免疫功能受损者，也可见于中性粒细胞减少或先天性免疫缺陷（如 X 连锁无丙种球蛋白血症）患者，以及使用免疫调节剂的患者。

铜绿假单胞菌还可引起肺部感染、泌尿道感染、中耳炎、脑膜炎、菌血症、骨髓炎等。铜绿假单胞菌还与其他一般的皮肤和软组织感染有关，如蜂窝织炎（尤其是中性粒细胞减少者）、术后感染、创伤后感染（尤其是在水中受伤后）和慢性压疮性感染。

铜绿假单胞菌既对一些抗生素天然耐药，又可在治疗过程中获得耐药性，这种特性有助于增强其细菌毒力。临床上也发现感染铜绿假单胞菌的患者经抗感染治疗后，之前敏感的抗感染药物易变成耐药。因此，临床抗感染治疗发现单一抗生素对铜绿假单胞菌的治疗有时并不理想，必要时需要联合用药，严重患者还需进行多次药敏试验。治疗铜绿假单胞菌临床感染，以第三或第四代头孢菌素类、第三或第四代喹诺酮类等药物为佳；而治疗黏液型铜绿假单胞菌感染时，建议联合使用大环内酯类或药敏试验结果敏感的抗生素；对于皮肤、软组织和骨的铜绿假单胞菌感染，除使用抗生素治疗外，还应对坏死组织和感染性焦痂进行积极外科清创。

【参考文献】

[1] 乔根森，普法勒. 临床微生物学手册：第 12 版［M］. 王辉，马筱玲，钱渊，等
译. 北京：中华医学电子音像出版社，2021.

[2] 张少坤，张珊珊，刘永一，等. 87 例人工关节置换术后假体周围组织感染患者窦
道分泌物标本细菌培养及耐药性分析［J］. 实验与检验医学，2021，39（3）：710-
713.

[3] 冯江涛，赵建平，杨国安，等. 某院连续 5 年耐亚胺培南铜绿假单胞菌临床分布
及其耐药性变迁［J］. 中国感染控制杂志，2023，22（4）：411-417.

[4] JURADO-MARTÍN I，SAINZ-MEJÍAS M，MCCLEAN S. Pseudomonas aeruginosa：
an audacious pathogen with an adaptable arsenal of virulence factors［J］. Int J Mol
Sci，2021，22（6）：3128.

[5] FONT-VIZCARRA L，GARCÍA S，MARTÍNEZ-PASTOr J C，et al. Blood culture
flasks for culturing synovial fluid in prosthetic joint infections［J］. Clin Orthop Relat
Res，2010，468（8）：2238-2243.

八　血培养鉴定出小韦荣球菌

案例介绍

　　1 例发热门诊患者诊断为糖尿病足，病情较重，伴发热。血常规
检测结果显示，白细胞显著增多，以中性粒细胞增多为主，C 反应蛋
白增高。为查明病因，进行血培养，培养至第 2 天时，厌氧瓶阳性
报警，涂片染色未见明显细菌菌体。经转种血琼脂平板和麦康凯平
板，次日未见生长，怀疑为假阳性。但通过经验丰富的工作人员再次
阅片，发现可疑革兰氏阴性菌，不支持假阳性，考虑真阳性可能性大。

故考虑可能为专性厌氧菌，取血培养液再次接种血平板，置入厌氧袋培养。经培养 48 h 后，长出细小的菌落（图 3-10），革兰氏染色为革兰氏阴性球菌（图 3-11），证明该菌确实为专性厌氧菌。将该菌上质谱仪进行鉴定，结果为小韦荣球菌。

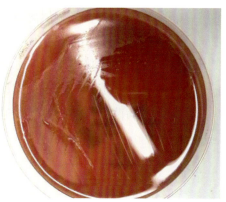

图 3-10　血平板细菌菌落特点

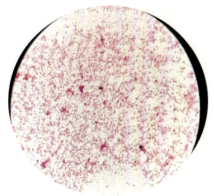

图 3-11　镜检细菌形态特点
（革兰氏染色，油镜 ×100）

【案例分析】

血培养直接涂片阅片一定要仔细。部分细菌本身菌体较小，如果菌量不多，很难发现，特别是革兰氏阴性菌。

血培养阳性报警后，如出现原始涂片和传代培养均为"阴性"情况，不能武断地认为就是血培养假阳性。一定要慎重、综合考虑，生长曲线也很重要。

检验师应提高对专性厌氧菌的认识。厌氧瓶生长的菌大部分为兼性厌氧菌，在需氧情况下也可生长，故转种血平板通常都能生长。但确实存在少部分专性厌氧菌，当涂片能看到细菌，转种血平板未生长，需氧瓶未阳性报警，就应怀疑为专性厌氧菌，采取厌氧培养的方法处理。

质谱仪具有重大作用。在从前没有质谱仪时，厌氧菌无法上机鉴定（BD微生物鉴定药敏仪无厌氧菌板），故只能鉴定到形态这一步。自从引入质谱仪后，微生物鉴定能力大幅提高，许多疑难菌和罕见菌能得到快速准确的鉴定，这对临床帮助非常大。

【知识拓展】

糖尿病足感染可引起下肢感染、溃疡形成和/或深部组织的损伤，感染范围可由表浅到广泛坏疽。病原菌常以葡萄球菌和链球菌为主，但由于常伴有免疫功能和代谢的异常，也会出现革兰氏阴性杆菌和厌氧菌等条件致病菌混合感染，深部多细菌及厌氧菌混合感染是糖尿病足感染的特征之一。糖尿病患者容易形成脓毒症，如患者发热或有全身症状，应及时进行血液培养。

小韦荣球菌是革兰氏阴性球菌，在厌氧血平板上35℃培养48 h，可形成圆形、光滑、不透明、灰白色或灰绿色、不溶血、凸起的菌落。其是口腔、咽部、胃肠道和女性生殖道的正常菌群，作为条件致病菌时可引起上呼吸道感染。小韦荣球菌感染的治疗首选青霉素或甲硝唑。

【参考文献】

[1] 乔根森，普法勒. 临床微生物学手册：第12版［M］. 王辉，马筱玲，钱渊，等译. 北京：中华医学电子音像出版社，2021.

[2] 戴薇薇，周秋红.《多学科合作下糖尿病足防治专家共识（2020版）》（预防部分）解读［J］. 实用老年医学，2022，36（6）：645-648.

[3] BANDYK D F. The diabetic foot: pathophysiology, evaluation, and treatment［J］. Semin Vasc Surg, 2018, 31（2/3/4）: 43-48.

[4] CARRO G V, SAURRAL R, WITMAN E L, et al. Diabetic foot attack. Pathophysiological description, clinical presentation, treatment and outcomes［J］. Medicina, 2020, 80（5）: 523-530.

[5] ROVERY C, ETIENNE A, FOUCAULT C, et al. *Veillonella montpellierensis* endocarditis［J］. Emerg Infect Dis, 2005, 11（7）: 1112-1114.

九 血培养鉴定出马耳他布鲁氏菌

案例介绍

患者，男性，45岁，主诉"活动后胸闷、气短3年，休息后可缓解"，收入心内科。其临床诊断为心房颤动，慢性心功能不全急性加重。半个月前，患者无明显诱因出现腹胀，并伴有咳嗽，咳少许白痰，休息后症状减轻，活动后加重，活动能力进行性下降，多汗。近3个月体重明显减轻。入院后送检三套血培养，三套血培养的需氧瓶分别在72 h 8 min、69 h 19 min、81 h 35 min 后阳性报警。转种至血琼脂平板上24 h后，菌落不明显（图3-12）不明显，生长缓慢；革兰氏染色镜下为阴性的微小球杆状菌，呈沙滩样颗粒（图3-13）；质谱仪检测结果为马耳他布鲁氏菌；该患者的血浆布鲁氏菌抗体检测凝集试验为阳性（图3-14）。

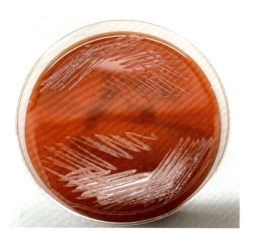

图 3-12 血平板细菌菌落特点

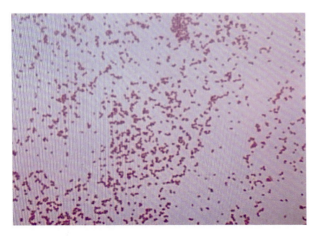

图 3-13　镜检细菌形态特点（革兰氏染色，油镜 ×100）

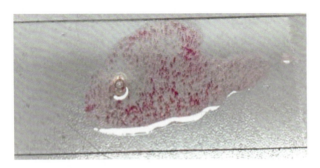

图 3-14　血浆布鲁氏菌抗体检测凝集试验结果

【案例分析】

　　布鲁氏菌为革兰氏阴性杆菌，呈球杆状或短杆状，两端钝圆，单个或成对排列，无芽孢，不形成真正荚膜，光滑型有微荚膜。革兰氏染色着色效果差，镜下呈细沙状。大多数菌株的生长需要复杂的培养基，添加血清或血液可促进生长。在血平板上 35℃培养 24 h，呈较湿润、灰色、针尖大小的菌落，不易观察到，延长培养时间后较易看到。血培养阳性报警多数需 3 ～ 4 天。血培养阳性培养物直接涂片镜下呈沙滩状。氧化酶试验和触酶试验均为阳性。布鲁氏菌感染的潜伏期较长，平均为 2 周。急性期临床表现主要为发热、乏力、多汗、肌肉关节疼痛，以肝、脾、淋巴结肿大为主。慢性期主要表现为骨和关节损害。本病例患者的临床表现可怀疑为布鲁氏菌感染。对于疑似布鲁氏菌感染者，可取血液、骨髓、乳汁、子宫分泌物、脓性分泌物等做细菌培养。

布鲁氏菌为高致病性病原微生物，可引起实验室获得性感染，所有操作均应在二级以上生物安全柜中进行，并规范佩戴 N95 口罩，做好防护。

【知识拓展】

布鲁氏菌病又称"波状热""地中海热"或"马耳他热"，是一类人畜共患的动物源性感染疾病。在中国流行的主要有马耳他布鲁氏菌、牛布鲁氏菌和猪布鲁氏菌 3 种，其中以马耳他布鲁氏菌最为常见。人类对布鲁氏菌易感，主要通过摄入未经巴氏消毒的感染动物制品、皮肤或黏膜接触感染动物的组织（如胎盘或流产物）或体液（如血液、尿液或乳汁）、吸入感染的气溶胶颗粒物而感染。布鲁氏菌对人有极强的致病性，因此，实验室工作人员在细菌培养鉴定的过程中，要特别注意气溶胶感染，尽量在短时间内完成操作，禁止用鼻子直接嗅闻气味；同时，所有标本处理均应在二级以上的生物安全柜内进行。

布鲁氏菌是由局部组织淋巴细胞摄取，经区域淋巴结进入循环，并在全身播散，对单核巨噬细胞系统有趋向性。布鲁氏菌病的潜伏期通常为 14 ~ 28 天，平均为 2 周，偶尔也可能长达数月。临床表现通常为隐匿起病的发热、不适、盗汗（伴特殊而强烈的霉味）和关节痛。因其可播散至全身，故也可能导致体重减轻、关节痛、腰痛、头痛、头晕、厌食、消化不良、腹痛、咳嗽、抑郁、肝大、脾大和 / 或淋巴结肿大。布鲁氏菌病的并发症包括累及 1 个或多个局灶部位的感染，骨关节病是局灶性布鲁氏菌病最常见的形式。

有布鲁氏菌病相关病原菌暴露的可能，同时又有相应症状和体征的患者，应高度怀疑布鲁氏菌感染的可能。此时应行细菌培养和血清学检测。细菌培养可采集患者的血液、骨髓、乳汁、子宫分泌物、脓性分泌物、关节液等进行培养鉴定。其中血培养诊断布鲁氏菌病的敏感度为 15% ~ 70%。自动血培养系统最有效，可大大缩短检测时间，3 天便可检出布鲁氏菌，大多数菌株可在 1 周内进行分离。如使用其他标本进行细菌培养，则培养时间需延长。血培养结果呈阳性时，最好涂 2 张片，一张进行革兰氏染色，一张进行瑞氏染色，避免因染色原因未见细菌而漏检。还可进行柯氏染色，其是鉴定布鲁氏菌的经典染色方法之一，染色后布鲁氏菌呈红色球杆状，而其他细菌呈绿色或蓝色。如若临床高度怀疑布鲁氏菌感染，而血培养和染色后未见布鲁氏菌，应延长培养时间或重新送血培养。

布鲁氏菌常用的血清学检查方法包括标准试管凝集试验（standard tube agglutination test，SAT）和 ELISA，还可进行虎红平板凝集试验和侧向免疫层析筛查检测。联合使用 2 种血清学检查可能有助于提高诊断的可能性。SAT 是使用经验最多的血清学检查方法，一般情况下，非流行地区的 SAT 阳性滴度＞1∶160，而流行地区＞1∶320。ELISA 检测 IgM、IgG 和 IgA 是诊断神经布鲁氏菌病的首选方法，且可用于鉴别由交叉反应引起血清学假阳性结果的其他感染。

由于布鲁氏菌病的发病机制易导致复发和耐药株的产生，故需联合应用抗生素治疗。推荐的联合方案包括多西环素联合利福平、利福平联合四环素、利福平联合链霉素、多西环素联合链霉素，以多西环素联合利福平为首选。

【参考文献】

[1] 付宝庆，初海坤，刘青华，等. 布鲁菌病 1 例 [J]. 中国感染与化疗杂志，2017，17（2）：202-203.

[2] 陈星均，罗敏，木尼热·阿地力江，等. 布鲁菌病诊治进展 [J]. 临床内科杂志，2022，39（4）：232-236.

[3] 曾国芬，庄江锋，高亮，等. 布鲁菌病 67 例临床特征 [J]. 中山大学学报（医学科学版），2022，43（2）：297-304.

[4] GŁOWACKA P, ŻAKOWSKA D, NAYLOR K, et al. Brucella- Virulence factors, pathogenesis and treatment [J]. Pol J Microbiol, 2018, 67（2）：151-161.

[5] DE FIGUEIREDO P, FICHT T A, RICE-FICHT A, et al. Pathogenesis and immunobiology of brucellosis：review of *Brucella*-host interactions [J]. Am J Pathol, 2015, 185（6）：1505-1517.

✚ 脑脊液常规检测见细菌后提示临床送脑脊液培养得到阳性结果

案例介绍

患者，男性，40岁。进行脑脊液常规组合检测，结果提示为血性脑脊液，白细胞较多，以中性粒细胞为主。进行常规工作后，将部分脑脊液离心、推片、瑞氏染色，发现大量细菌（图3-15）。检验师联系临床医师并建议送脑脊液培养。临床送检此患者脑脊液培养2次（2瓶需氧培养、2瓶厌氧培养），此4瓶脑脊液培养均阳性报警，阳性报警时间分别为

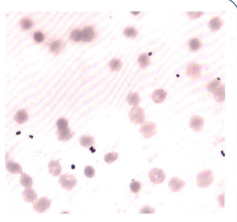

图3-15　细菌涂片镜下形态（革兰氏染色，油镜 ×100）

需氧瓶33 h 6 min、厌氧瓶2天10 h 10 min和需氧瓶33 h 13 min、厌氧瓶18 h 10 min。鉴定结果均为表皮葡萄球菌耐甲氧西林株。该患者脑脊液生化检测结果也显示葡萄糖降低；同时根据脑脊液常规及培养结果，临床考虑为颅内感染，给予万古霉素抗感染治疗。治疗后多次送检脑脊液培养，均为阴性。

【案例分析】

表皮葡萄球菌在临床无菌体液培养中常被检出，一般认为污染的可能性大。但如今，越来越多临床病例显示其可引起有临床意义的医院内血流感染，

易感人群包括体内有人工心脏瓣膜、起搏器、心脏除颤器、心室辅助装置、血管内导管或其他异物的患者，以及新生儿和免疫功能受损者。此案例患者的血培养阳性报警瓶数多，且均为同一种菌，需引起重视。该患者有发热表现，结合脑脊液常规和生化检测结果，有感染可能。临床进行抗感染治疗后，患者明显好转，脑脊液培养完全转阴。微生物检验报告直接表明了感染病原菌和药敏试验结果，对临床进行针对性抗感染治疗发挥了极大作用。

检验师在日常工作中遇到形态学方面的标本，应细心观察。如遇到不认识的有形成分，应进一步染色观察，可能会有意外发现，这可对指导临床诊疗给予较大的帮助。同时，应多学习并完善形态学、细胞学、病原学等相关知识，积累经验。

【参考文献】

［1］龚道元，张时民，黄道连. 临床基础检验形态学［M］. 北京：人民卫生出版社，2020.

［2］王思璇，郭凌云，胡冰，等. 化脓性脑膜炎婴儿不同病原菌感染临床特征及近期预后不良的危险因素分析［J］. 中国医药，2023，18（3）：365-369.

［3］SHAHAN B, CHOI E Y, NIEVES G. Cerebrospinal fluid analysis［J］. Am Fam Physician, 2021, 103（7）: 422-428.

［4］ETYANG A O, AMAYO E O, BHATT S M, et al. Comparison of bedside inoculation of culture media with conventional cerebrospinal fluid culture method in patients with bacterial meningitis［J］. East Afr Med J, 2009, 86（10）: 476-479.

［5］ DUNBAR S A, EASON R A, MUSHER D M, et al. Microscopic examination and broth culture of cerebrospinal fluid in diagnosis of meningitis［J］. Journal of Clinical Microbiology, 1998, 36（6）: 1617-1620.

十一 痰涂片发现白细胞吞噬细菌现象

案例介绍

患者，女性，38 岁。神经外科送检其痰标本，进行痰培养、痰涂片检查。痰标本经常规涂片革兰氏染色，镜检发现上皮细胞 < 10 个 / 低倍视野，白细胞 > 25 个 / 低倍视野，为合格痰标本。痰涂片可见少量革兰氏阴性杆菌；仔细阅片可见白细胞吞噬现象，该菌菌体较粗，位于白细胞胞质中，菌体周围有一圈微弱的狭窄淡染区，染色较胞外菌偏淡（图 3-16）。痰培养结果显示为肺炎克雷伯菌，碳青霉烯类耐药株。

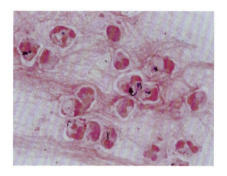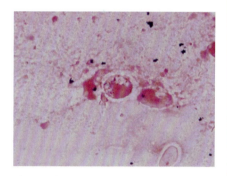

图 3-16　细菌涂片镜下形态（革兰氏染色，油镜 ×100）

【案例分析】

革兰氏染色涂片出现白细胞吞噬细菌现象在日常工作中较为少见。痰标本的合格率较低，不合格的痰标本中污染的杂菌很多，而合格痰标本中通常看不到细菌。能看到有意义的细菌，并且有吞噬现象，实属少见。吞噬通常提示该菌为感染菌。例如，男性淋病患者的尿道分泌物涂片常能在白细胞内看到大量淋病奈瑟球菌。本案例患者的痰涂片出现吞噬革兰氏阴性杆菌现象，经鉴定为肺炎克雷伯菌，这是下呼吸道感染的常见病原体。查阅病历资料发现，该患者临床诊断为脑干良性肿瘤、重症肺炎、脓毒性休克，针对性给予头孢哌酮舒巴坦联合依替米星进行抗感染治疗，后治愈出院。

对于合格的涂片标本，检验师应努力寻找有无吞噬现象。如有吞噬，则提示机体对病原体发生了免疫反应，为病原菌的可能性较大。同时要注意鉴别吞噬和黏附。报告中要体现吞噬，并报告比例，通常 5% 是肺炎临床诊断的阈值。看培养平板时应结合涂片结果，选择有意义的菌进行鉴定，避免盲目。

【参考文献】

［1］王辉，马筱玲，宁永忠，等. 细菌与真菌涂片镜检和培养结果报告规范专家共识［J］. 中华检验医学杂志，2017，40（1）：17-30.

［2］张秀珍，朱德妹. 临床微生物检验问与答［M］. 2 版. 北京：人民卫生出版社，2014.

［3］王霞. 痰涂片检出白细胞吞噬细菌在下呼吸道感染临床诊断中的应用价值［J］. 健康之友，2020，（3）：286-287.

［4］NORRBY-TEGLUND A，JOHANSSON L. Beyond the traditional immune response：bacterial interaction with phagocytic cells［J］. Int J Antimicrob Agents，2013，42 Suppl：S13-S6.

［5］Nizet V. Bacteria and phagocytes：mortal enemies［J］. J Innate Immun，2010，2（6）：505-507.

十二　痰标本检出黏液型铜绿假单胞菌

案例介绍

　　患者，女性，71岁，呼吸内科临床诊断为支气管扩张合并感染。送检一份痰标本做痰培养、痰涂片检查。痰标本经涂片、革兰氏染色，镜检发现黏液型革兰氏阴性杆菌。其菌体较细长，菌体周围有明显的粉红色黏液样物质包裹（图3-17）；后经培养，出现黏液型菌落（图3-18）。上机鉴定为铜绿假单胞菌，药敏试验结果显示基本敏感。临床给予头孢他啶联合依替米星治疗，患者症状好转后出院。

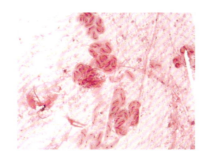 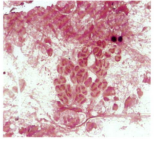

图 3-17　黏液型铜绿假单胞菌镜下形态（革兰氏染色，油镜 ×100）

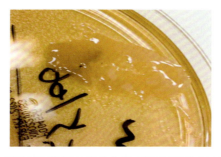

图 3-18　黏液型铜绿假单胞菌在麦康凯琼脂平板上的菌落特征

【案例分析】

如从患者痰标本中分离出黏液型铜绿假单胞菌，则该患者通常为长期呼吸道感染。本案例患者的临床诊断为支气管扩张合并感染，铜绿假单胞菌感染常见于此类患者。黏液型铜绿假单胞菌分泌的类似荚膜样物质，借聚糖分解物与邻近细菌、血小板、纤维蛋白等黏集形成生物膜细菌，且长期存在于体内不易被清除。

黏液型铜绿假单胞菌被黏液质包裹，对氧气和营养物质的吸收能力下降；在液体中，由于氧气浓度低，加之细菌利用能力下降，导致细菌繁殖受到限制，对外界不利因素的抵抗性降低，故表现出对抗生素的敏感度虚假升高，最低抑菌浓度（minimum inhibitory concentration，MIC）假性降低，将出现难以接受的重大误差。因此，该菌不能使用基于液体试剂的测定方法来测定其敏感程度，可以采用琼脂稀释法和扩散法。由于细菌生长缓慢，培养时间需要延长至 48 h，否则很多抑制性生长会被错误地当成敏感。该例患者的药敏试验结果显示为敏感，但治疗效果可能并不太好。

检验师如检出黏液型铜绿假单胞菌，应在报告中加以备注，提醒临床医师注意。细菌生物膜在铜绿假单胞菌感染中广泛存在，是导致抗菌治疗失败的重要原因之一。对于此菌感染，目前比较认可的治疗方法是应用大环内酯类抗生素，虽然该类药物自身没有对抗铜绿假单胞菌的作用，但其能抑制生物膜的形成，同时可增强吞噬细胞的吞噬作用。该治疗方法有一定争议，实际应用需要谨慎。

【参考文献】

［1］王辉 马筱玲，宁永忠，等. 细菌与真菌涂片镜检和培养结果报告规范专家共识［J］. 中华检验医学杂志，2017，40（1）：17-30.

［2］周庭银，章强强. 临床微生物学诊断与图解［M］. 4 版. 上海：上海科学技术出版社，2017.

［3］JURADO-MARTÍN I, SAINZ-MEJÍAS M, MCCLEAN S. Pseudomonas aeruginosa：an audacious pathogen with an adaptable arsenal of virulence factors［J］. Int J Mol Sci, 2021, 22（6）：3128.

[4] SHARMA G, RAO S, BANSAL A, et al. *Pseudomonas aeruginosa* biofilm: potential therapeutic targets [J]. Biologicals, 2014, 42(1): 1-7.

[5] MULCAHY L R, ISABELLA V M, LEWIS K; *Pseudomonas aeruginosa* biofilms in disease [J]. Microb Ecol, 2014, 68(1): 1-12.

十三 脑脊液培养检出黏液玫瑰单胞菌

案例介绍

患者，男性，23岁。神经外科送检该患者脑脊液进行培养，需氧瓶培养 57 h 8 min 阳性报警。血培养培养液原始涂片见图 3-19。后培养出黏液样菌落，经鉴定为黏液玫瑰单胞菌。患者临床诊断为丘脑恶性肿瘤，合并颅内感染、腹腔感染。临床给予头孢哌酮舒巴坦加利奈唑胺抗感染治疗。后患者主动出院。

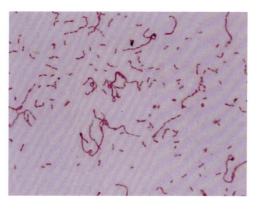

图 3-19　细菌涂片镜下形态（革兰氏染色，油镜 ×100）

【案例分析】

黏液玫瑰单胞菌属是非发酵革兰氏阴性杆菌罕见种，包括吉氏玫瑰单胞菌吉氏亚种、吉氏玫瑰单胞菌玫瑰亚种、颈玫瑰单胞菌、黏液玫瑰单胞菌、费氏玫瑰单胞菌、玫瑰单胞菌基因种和吉氏玫瑰单胞菌等。

黏液玫瑰单胞菌为革兰氏阴性杆菌，菌体无空泡，呈球杆形、成对和短链状。细菌极生鞭毛运动。在血琼脂平板上35℃培养18～24 h，形成的菌落较小，圆形隆起，微突出于培养基，边缘整齐，表面光滑、湿润，呈粉红色或珊瑚红色，有光泽，呈黏液状；3～4天后，菌落直径达1 mm左右，散在分布；7天后，菌落直径逐渐增大，且相互融合，呈黏液流动状，颜色呈浅粉色。该菌在麦康凯琼脂上不生长，在沙保罗琼脂上可生长。氧化酶阴性（偶尔阳性），触酶阳性。脲酶试验和吡咯烷酮芳基酰胺酶（pyrrolidonyl arylamidase，PYR）试验均为阳性，分解葡萄糖、果糖、甘露醇等。此菌致病力不强，对头孢吡肟天然耐药，对阿米卡星、亚胺培南和环丙沙星敏感。

目前尚不清楚玫瑰单胞菌属的致病机制，但绝大多数菌株分离于临床患者，如血液、伤口、渗出液、溃疡、泌尿生殖道、腹膜透析液和骨标本等，血液感染是最常见的感染，88%的样本来自血液。多数感染此菌的患者合并一些免疫低下疾病，如慢性白血病、恶性肿瘤、肾衰竭、类风湿关节炎。患者主要临床症状为发热、白细胞增多、菌血症等。本案例患者的脑脊液中分离出黏液玫瑰单胞菌，较为罕见。

本案例提示我们，日常工作中应加强对不常见菌的鉴定能力。尤其是对于在无菌体液中分离出来的少见菌，应给予特别重视。对于未见过的少见菌，要加强学习，充分了解其特点和临床意义。临床经常有一些感染性疾病，常规治疗效果不佳，这时就应考虑一些少见菌感染。准确鉴定出这些病原菌并进行药敏试验，对改善患者预后，甚至挽救生命的意义重大。

【参考文献】

［1］乔根森，普法勒. 临床微生物学手册：第12版［M］. 王辉，马筱玲，钱渊，等译. 北京：中华医学电子音像出版社，2021.

［2］周庭银，章强强. 临床微生物学诊断与图解［M］. 4版. 上海：上海科学技术出版社，2017.

［3］IOANNOU P, MAVRIKAKI V, KOFTERIDIS D P. Roseomonas species infections in humans: a systematic review［J］. J Chemother, 2020, 32（5）: 226-236.

［4］SHAO S Y, GUO X, GUO P H, et al. *Roseomonas mucosa* infective endocarditis in patient with systemic lupus erythematosus: case report and review of literature［J］.

BMC Infect Dis，2019，19（1）：140.

［5］ MULITA F, OIKONOMOU N, PROVATIDIS A, et al. *Roseomonas gilardii* in patient with leukemia and acute appendicitis：case report and review［J］. Pan Afr Med J，2020，36：283.

十四 尿液、血液、引流液中同时检出白念珠菌

案例介绍

患者，男性，83 岁，临床诊断为消化道恶性肿瘤终末期、尿路感染、胆囊炎等。住院期间进行尿培养、胆囊穿刺引流液培养、血培养检查，尿培养、胆囊穿刺引流液均先检出白念珠菌；血培养的需氧瓶在 46 h 35 min 阳性报警，后也检出白念珠菌。此患者针对白念珠菌药敏试验检测结果为对氟胞嘧啶、氟康唑、伏立康唑、伊曲康唑均敏感。除白念珠菌外，患者尿中还检出铜绿假单胞菌，引流液检出粪肠球菌，痰中检出嗜麦芽窄食单胞菌。虽经针对性抗感染治疗，但患者病情严重，最终因感染性休克而死亡。

【案例分析】

白念珠菌在临床检出率较高，在尿标本和痰标本中常见，但通常是污染菌。该菌为条件致病菌，可引起多部位感染，免疫力低下人群易感。该例患者的尿液、血液、引流液中同时检出白念珠菌，实属少见。查阅病历资料发现，该患者为老年男性，临床诊断为消化道恶性肿瘤终末期、尿路感染、胆囊炎等，属免疫力低下人群，故发生多部位白念珠菌感染，同时合并其他菌感染。

虽然有临床意义的真菌感染情况不多，但检验师在日常工作中仍应注意。

对于检出真菌标本，要查看该患者其他部位的培养结果，结合临床进行综合判断。该患者原发病灶可能为胆囊。对于免疫力低下的人群，长期卧床或有深静脉置管、尿管置管、腹腔置管等患者，也要考虑真菌致病的可能性。

【知识拓展】

临床上，白念珠菌感染的标本直接镜检可查见菌丝、假菌丝和孢子。若进行真菌培养鉴定，可在沙氏葡萄糖琼脂培养基（SDA）37℃培养2～3天呈乳白色、奶油色、凸起、表面湿润、光滑的乳酪样菌落，带有酵母气味；涂片镜检呈着色不均的革兰氏阳性，孢子圆形、卵圆形、长圆形，薄壁，大小不等，有的孢子出芽形成芽孢、芽管或假菌丝。在血琼脂平板上培养1～2天呈乳白色、凸起、表面光滑的酵母样菌落。在真菌显色培养基上呈浅绿色、翠绿色或深绿色、凸起、表面光滑的乳酪样菌落，大部分菌落边缘整齐，少数边缘不整齐，似伪足样。

自然界中有超过160种念珠菌，但实际能引起人类感染的仅约20种。通常情况下，这些念珠菌可产生多种临床综合征，白念珠菌（*Candida albicans*）感染最常见。目前认为，白念珠菌是人类皮肤、胃肠道和泌尿生殖道的正常菌群，但当体内菌群失衡时，则有侵袭和致病的可能。其可引起局部皮肤黏膜感染（口咽念珠菌病、食管炎、外阴阴道炎、阴茎头炎、慢性皮肤黏膜念珠菌病、乳腺炎），念珠菌菌血症和侵袭性念珠菌病，肝、脾念珠菌病或慢性播散性念珠菌病，以及侵袭性局灶感染（泌尿道感染、眼内炎、骨关节感染、脑膜炎、心内膜炎、腹膜炎和腹腔感染、肺炎、脓胸、纵隔炎、心包炎）。

侵袭性念珠菌感染最常引起念珠菌菌血症，常见于免疫功能受损或ICU患者，如血液系统恶性肿瘤患者、实体器官或造血干细胞移植者，以及因多种不同疾病使用化疗药物治疗的患者。对于入住ICU的患者，由于需要中心静脉置管和全胃肠外营养，长期使用广谱抗生素，有急性肾损伤（特别是需要血液透析时），既往手术（尤其是腹部手术、胃肠道穿孔及有吻合口瘘），则可引起皮肤、黏膜及深部组织、器官感染。白念珠菌主要通过血管内导管、穿过胃肠道黏膜屏障，以及来自局部感染灶这3种途径进入血流，其致病机制与黏附、芽管、水解酶、生物膜、群体感应等有关。生物膜是近期研究热点。

侵袭性念珠菌病的国际性指南主要是美国感染性疾病协会指南，以及欧洲国家制定的相关指南，另有对移植受者和人类免疫缺陷病毒（human immunodeficiency virus，HIV）感染者的指南，国内有相关专家共识。白念珠菌导致侵袭性念珠菌病最重要的菌种，临床诊治防控可以参考以上相关指南。另外，欧洲癌症研究与治疗组织与真菌研究小组教育与研究联合会指南整体上给出了侵袭性真菌病的诊断理念。

【参考文献】

［1］乔根森，普法勒. 临床微生物学手册：第12版［M］. 王辉，马筱玲，钱渊，等译. 北京：中华医学电子音像出版社，2021.

［2］SHAO T Y，HASLAM D B，BENNETT R J，et al. Friendly fungi：symbiosis with commensal *Candida albicans*［J］. Trends Immunol，2022，43（9）：706-717.

［3］KITAYA S，KANAMORI H，KATORI Y，et al. Clinical features and outcomes of persistent candidemia caused by *Candida albicans* versus non-albicans candida species：a focus on antifungal resistance and follow-up blood cultures［J］. Microorganisms，2023，11（4）：928.

［4］FAN F M，LIU Y，LIU Y Q，et al. *Candida albicans* biofilms：antifungal resistance，immune evasion，and emerging therapeutic strategies［J］. Int J Antimicrob Agents，2022，60（5/6）：106673.

［5］PAPPAS P G，KAUFFMAN C A，ANDES D R，et al. Clinical practice guideline for the management of *Candidiasis*：2016Update by the Infectious Diseases Society of America［J］. Clin Infect Dis，2016，62（4）：e1-e50.

［6］MARTIN-LOECHES I，ANTONELLI M，CUENCA-ESTRELLA M，et al. ESICM/ESCMID task force on practical management of invasive *Candidiasis* in critically ill patients［J］. Intensive Care Med，2019，45（6）：789-805.

［7］NEOFYTOS D，STEINBACH W J，HANSON K，et al. American society for transplantation and cellular therapy series，#6：management of invasive *Candidiasis* in hematopoietic cell transplantation recipients［J］. Transplant Cell Ther，2023，29（4）：222-227.

［8］DOCKRELL D H，O'SHEA D，CARTLEDGE J D，et al. British HIV Association guidelines on the management of opportunistic infection in people living with HIV: the clinical management of *Candidiasis* 2019 [J]. HIV Med, 2019, 20 Suppl 8: 2-24.

[9] 中国成人念珠菌病诊断与治疗专家共识组. 中国成人念珠菌病诊断与治疗专家共识 [J]. 中华内科杂志, 2020, 59 (1): 5-17.

[10] Medical Mycology Society of Chinese Medicine and Education Association, Chinese Society of Hematology, Chinese Medical Association. Chinese expert consensus for invasive fungal disease in patients after hematopoietic stem cell transplantation (2023) [J]. Zhonghua Xue Ye Xue Za Zhi, 2023, 44 (2): 92-97.

[11] DONNELLY J P, CHEN S C, KAUFFMAN C A, et al. Revision and update of the consensus definitions of invasive fungal disease from the European Organization for research and treatment of cancer and the Mycoses Study Group Education and Research Consortium [J]. Clin Infect Dis, 2020, 71 (6): 1367-1376.

十五 痰培养检出曲霉

案例介绍

　　患者，男性，52岁，因胸部感染住院治疗。该患者既往史包括结核病、糖尿病、高血压、脂肪肝等。住院期间送检痰涂片、痰抗酸染色、痰细菌培养、痰真菌培养。痰涂片显示为合格痰，可见大量革兰氏阳性球菌，抗酸杆菌为阴性，但可见粗大的菌丝。2天后观察血培养平板和麦康凯平板，未生长致病菌。沙氏培养基长出曲霉菌，形似烟曲霉（图3-20）。查阅该患者病历资料发现，其胸部CT结果提示右肺上叶损毁伴曲霉感染可能。该患者最终临床诊断为右肺上叶曲霉毁损肺、左肺结核。保守治疗后，患者咯血症状较前好转。

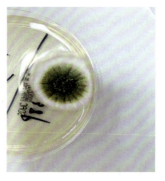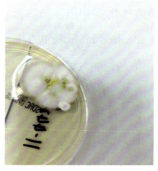

图 3-20　沙氏培养基上曲霉形态

【案例分析】

丝状真菌感染多见于免疫力低下人群。本例患者同时患有结核病、糖尿病、高血压、脂肪肝等，属于免疫力低下人群，容易合并丝状真菌感染。肺曲霉感染主要包括侵袭性肺曲霉病、肺曲霉球、变态反应性支气管肺曲霉病。本例患者属于肺曲霉球。

曲霉在临床标本中的检出率不高，而且往往大部分是污染菌，真正有致病意义的较少，涂片发现曲霉菌丝的情况则更少。一旦在涂片中发现曲霉菌丝，则指向曲霉感染的可能性较大，要引起重视，结合临床进行分析。不同于污染菌，丝状真菌感染患者往往能多次培养出病原菌，如同此例患者。检验师应多学习相关真菌图谱，充分掌握各种真菌的形态学特点，为准确鉴定丝状真菌打好基础。

【知识拓展】

曲霉感染是免疫功能受损宿主中最常见的霉菌感染，其导致的疾病称为侵袭性曲霉病，包括气管支气管炎、慢性坏死性和慢性空洞性肺曲霉病、播散性感染、鼻-鼻窦炎、中枢神经系统感染、眼内炎、心内膜炎、皮肤曲霉病、胃肠道曲霉病等。组织侵袭不常见，常见于治疗血液系统恶性肿瘤、造血干细胞移植（hematopoietic cell transplantion，HCT）或实体器官移植相关的免疫抑制患者。发生侵袭性感染的典型危险因素包括重度及长期中性粒细胞减少、使用大剂量糖皮质激素，以及其他可致细胞免疫应答长期受损的药物或疾病，如用于治疗自身免疫性疾病和用于预防器官排斥的免疫抑制治疗方案、获得性免疫缺陷综合征（acquired immune deficiency syndrome，AIDS）等。较为常见的致病菌包括烟曲霉（*A. fumigatus*）、黄曲霉（*A. flavus*）、黑曲霉（*A. niger*）和土曲霉（*A. terreus*）。烟曲霉是临床最常见的致病菌。

烟曲霉属于曲霉属，烟曲霉组。涂片镜检可见，分生孢子头呈短柱形，长短不一，分生孢子梗滑头，长可达 300 μm，直径为 5 ～ 8 μm，近顶端膨大形成倒立烧瓶状顶囊，顶囊有单层小梗，较长，密集排列呈栅状，布满顶囊表面4/5。小分生孢子呈球形，绿色，有小刺。烟曲霉的菌落在室温下即可快速生长，45℃培养也生长良好。在沙氏葡萄糖琼脂培养基上菌落开始为白色，2 ～ 3 天后变为蓝绿色，但边缘仍为白色，数天培养后变为深绿色、烟绿色；初为绒状或絮状，随时间的推移变为粉末状，边缘部分也出现颜色，背面无色或带点黄褐色。

【参考文献】

［1］乔根森，普法勒. 临床微生物学手册：第 12 版［M］. 王辉，马筱玲，钱渊，等译. 北京：中华医学电子音像出版社，2021.

［2］王建中. 临床检验诊断学图谱［M］. 北京：人民卫生出版社，2012.

［3］朱湘芸. 肺曲霉菌感染的临床分析［J］. 临床和实验医学杂志，2012，11（13）：1010-1011.

［4］ROKAS A, MEAD M E, STEENWYK J L, et al. Evolving moldy murderers：*Aspergillus* section fumigati as a model for studying the repeated evolution of fungal pathogenicity［J］. PLoS pathogens, 2020, 16（2）: e1008315.

［5］WILLIAMS C, RAJENDRAN R, RAMAGE G. *Aspergillus* biofilms in human disease［J］. Adv Exp Med Biol, 2016, 931: 1-11.

第四章
临床化学检验实用案例

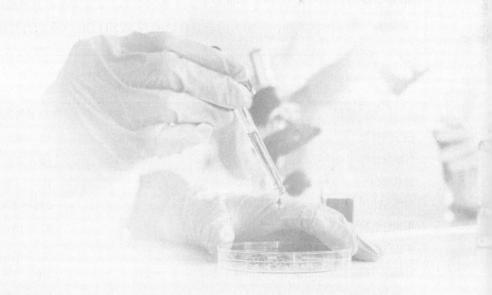

一 关于腺苷脱氨酶检测的疑问

案例介绍

患者，男性，55 岁，甲状腺功能减退，乳糜胸腔积液。入院行胸腔积液检查，胸腔积液生化查结果显示，腺苷脱氨酶（adenosine deaminase，ADA）和乳酸脱氢酶（lactate dehydrogenase，LDH）水平均升高，而淋巴细胞不增多。临床医师对此结果提出质疑，随后检验科工作人员对该患者检验结果进行回顾，检验结果显示，患者胸腔积液乳糜试验为阴性，静脉血 ADA 在参考范围内（5 U/L），淋巴细胞偏低（表 4-1）；胸腔积液常规检测（表 4-2）显示，胸腔积液为红色，红细胞满视野，为血性胸腔积液，且胸腔积液生化的 LDH、ADA 水平均明显升高（表 4-3）。综合该患者血液检验结果和胸腔积液性状推断，可能为由溶血导致的 ADA 和 LDH 水平假性升高。

表 4-1　患者血常规检测结果

项目	结果	单位	参考范围
白细胞计数	15.5 ↑	$\times 10^9/L$	3.5 ～ 9.5
红细胞计数	4.17	$\times 10^{12}/L$	3.8 ～ 5.1
血红蛋白	133	g/L	115 ～ 150
血细胞比容	0.397	—	0.35 ～ 0.45
平均红细胞体积	95.3	fl	82 ～ 100
平均红细胞血红蛋白含量	31.9	pg	27 ～ 34
红细胞平均血红蛋白浓度	334	g/L	316 ～ 354
红细胞体积分布宽度	14.1 ↑	—	11.6 ～ 13.7
血小板计数	211	$\times 10^9/L$	125 ～ 350
血小板平均体积	7.9	fl	6.8 ～ 13.5

项目	结果	单位	参考范围
中性粒细胞百分比	79.2 ↑	%	40 ～ 75
淋巴细胞百分比	15.9 ↓	%	20 ～ 50
单核细胞百分比	4.9	%	3 ～ 10
中性粒细胞计数	12.3 ↑	×10⁹/L	1.8 ～ 6.3
淋巴细胞计数	2.5 ↑	×10⁹/L	0.1 ～ 0.6
单核细胞计数	0.8 ↑	×10⁹/L	0 ～ 0.06

注：—. 无内容。

表 4-2　患者胸腔积液常规检测结果

项目	结果	单位
颜色	红色	
浊度	混浊	
蛋白定性	阳性	
细胞计数	满视野	/mm³
红细胞	满视野	/mm³
白细胞	1800	/mm³

表 4-3　患者胸腔积液生化检测结果

项目	结果	单位
腺苷脱氨酶	116	U/L
乳酸脱氢酶	14 310	U/L
葡萄糖	0.31	mmol/L
氯	102	mmol/L
白蛋白	50.8	g/L

【案例分析】

ADA 是一种与机体细胞免疫活性有重要关系的核酸代谢酶，其作用是催化水解腺苷生成肌酐和氨。人的 ADA 基因位于第 20 对染色体，并呈现遗传多态性现象，其同工酶有 3 种。ADA 广泛存在于各组织中，以盲肠、小肠、黏膜、脾中含量最高，肝、肺、肾、心脏、骨骼肌等处含量较低。肝内含量为小肠的 7% ～ 10%。肝内 90% 的 ADA 存在于细胞水溶性部分，其余都在细胞核内。

血细胞（红细胞、粒细胞、淋巴细胞）内的 ADA 活性显著高于血液中 ADA 活性，故测定 ADA 时应避免溶血。该患者的胸腔积液常规检测结果显示，胸腔积液中有大量红细胞，可能存在溶血，从而导致 ADA 假性升高。淋巴细胞中 ADA 活性为血清中的 40 ～ 70 倍，T 细胞比 B 细胞中更高。血清中 ADA 活性与淋巴细胞数量无关，而与淋巴细胞激活与分化有关。

使用酶偶联法检测 ADA。样本中的 ADA 首先将试剂中的底物腺苷转化为黄苷，然后利用嘌呤核苷磷酸化酶和嘌呤氧化酶进一步将黄苷氧化，得到过氧化氢，并最终在过氧化物酶和 4- 氨基安替比林存在的情况下，发生 Trinder 反应，通过吸光度的变化来判断 ADA 的活性。甘油三酯对检测无影响，是否为乳糜状态对 ADA 检测结果无影响，而抗坏血酸与胆红素会导致检测结果偏低。

【知识拓展】

胸腔积液是由多种疾病引起的胸膜腔内液体积聚过多，如肺炎、肺癌等，主要临床表现为胸闷、气短、呼吸困难，多数患者预后较好，但恶性胸腔积液预后较差。目前，临床常用的胸腔积液检查指标主要包括胸腔积液 ADA、细胞、pH、比重、蛋白质、葡萄糖、脂质、LDH、癌胚抗原等。

1. 胸腔积液、腹水 ADA 检测　　胸腔积液 ADA 测定的参考范围是 21 ～ 45 U/L。胸腔积液、腹水中的 ADA 活性测定可区别胸腔积液、腹水的性质。结核性胸膜炎及结核性腹膜炎患者胸腔积液、腹水中的 ADA 活性明显高于癌症和心力衰竭性患者，且积液中 ADA/ 血清 ADA 的比值＞ 1，故测定胸腔积液、腹水及血清 ADA 活性和比值是诊断结核性胸 / 腹膜炎的一项可靠、有效的指标。然而，ADA 活性正常或降低也不能排除结核性胸腔积液或腹水。有研究发现，结核性胸膜炎患者胸腔积液 LDH、胸腔积液蛋白质及血 C 反应蛋白可影响胸腔积液中 ADA 的水平，对胸腔积液 ADA 正常而怀疑为结核性胸膜炎的患者应结合胸腔积液 LDH、胸腔积液蛋白质及血 C 反应蛋白的结果进行综合诊断。结核性胸腔积液中出现类上皮细胞时，ADA 活性降低；急性白血病患者血清 ADA 水平升高。

2. 胸腔积液细胞检测 胸腔积液根据病因可分为渗出液和漏出液2种，不同性质的积液胸腔积极细胞检测的参考范围不同。漏出液白细胞计数大多＜100×10^6/L，且多为淋巴细胞及间皮细胞；结核性和肿瘤性胸腔积液，白细胞计数一般为（500～2500）$\times 10^6$/L；白细胞计数＞1000×10^6/L，常为化脓性感染的特征；渗出液白细胞通常＞500×10^6/L。红细胞计数（5～10）$\times 10^9$/L 可导致胸腔积液呈红色。外伤、肺梗死或恶性肿瘤患者肉眼可见血性胸腔积液，红细胞计数大多＞100×10^6/L。

还可将胸腔积液涂片瑞氏染色镜检进行白细胞分类计数，其中中性粒细胞增多常见于早期急性化脓性炎症或结核性胸膜炎；淋巴细胞增多见于结核或恶性肿瘤；嗜酸性粒细胞增多见于胸腔内存在空气或血液、石棉所致胸腔积液、过敏性或寄生虫疾病，药物（丹曲林、溴隐亭、呋喃妥因）所致胸腔积液；单核细胞增多见于恶性肿瘤、结核、肺栓塞或吸收期病毒性胸膜炎等慢性炎症累及胸膜所致的胸腔积液。

3. 胸腔积液 pH 检测 胸腔积液漏出液 pH 常＞7.4，渗出液 pH 常＜6.8。食管破裂或严重的脓胸时，pH＜6.0多见；炎性积液、类风湿性积液、恶性积液等，pH＜7.3多见，且常伴有葡萄糖降低；心力衰竭并发的胸腔积液 pH＞7.4多见。

4. 胸腔积液比重检测 漏出液因其细胞成分、蛋白质含量减少，密度较小；而渗出液细胞成分、蛋白质含量较多，故密度偏高。漏出液＜1.018，渗出液＞1.018。

5. 胸腔积液蛋白质定量检测 胸腔积液总蛋白的参考范围是60～80 g/L，白蛋白的参考范围是40～55 g/L。胸腔积液蛋白与血清蛋白比例：漏出液＜0.5，渗出液＞0.5。胸腔积液蛋白定量有助于鉴别渗出液与漏出液，渗出液通常＞30 g/L，漏出液通常＜25 g/L；若为25～30 g/L，则难以区分其性质。由于疾病的交叉和复杂性，漏出液和渗出液的蛋白定量检测结果也可能不符合规律。如心力衰竭患者虽多为漏出液，但由于长期使用利尿药，可导致蛋白定量＞30 g/L；恶性肿瘤时多为渗出液，但蛋白质定量为20～40 g/L；肺栓塞时，约有3/4为渗出液，1/4漏出液。

6. 胸腔积液葡萄糖检测 漏出液的葡萄糖含量与血糖水平相近，渗出液约为血糖的1/2。感染性、化脓性、类风湿性、结核性、恶性胸腔积液等葡萄糖含量降低，其中，化脓性胸腔积液明显降低，类风湿性胸腔积液的葡萄糖含量甚至＜ 1.1 mmol/L；红斑狼疮性渗出液的葡萄糖含量通常＞ 3.3 mmol/L。

7. 胸腔积液脂质检测　胸腔积液总胆固醇的参考范围为＜ 5.2 mmol/L，甘油三酯为 0.56 ～ 1.70 mmol/L。积液中的脂质含量可用于区分真性乳糜积液与假性乳糜积液。假性乳糜性积液甘油三酯常＜ 0.56 mmol/L，真性乳糜性积液常＞ 1.24 mmol/L。胸腔积液进行蛋白电泳检测时，真性乳糜性积液乳糜微粒区带明显，而假性乳糜性积液的乳糜微粒区带不明显或缺如。

8. 胸腔积液 LDH 检测　漏出液 LDH ＜ 200 U/L，胸腔积液与血清含量之比＜ 0.6；渗出液 LDH ＞ 200 U/L，胸腔积液与血清 LDH 含量之比＞ 0.6。胸腔积液 / 血清 LDH ＞ 1，则提示为恶性积液；胸腔积液 / 血清 LDH ＜ 1，多见于非肿瘤性胸腔积液中，如类风湿、结核性胸腔积液。炎症及充血性心力衰竭等所致的胸腔积液，LDH 通常在参考范围内。

9. 胸腔积液癌胚抗原检测　胸腔积液中癌胚抗原（carcinoembryonic antigen，CEA）的参考范围是 5 ～ 15 μg/L。CEA 水平升高常见于恶性胸腔积液，且较血清中 CEA 升高更明显，结核性胸腔积液则相反。CEA 的测定可有助于肿瘤诊断、疗效及判断预后。

10. T 淋巴细胞亚群检测　用于鉴别恶性与非恶性胸腔积液。恶性胸液中 CD3、CD4、CD8 的绝对数和 CD8 的百分数明显低于外周血；结核性胸腔积液中 CD3、CD4 细胞百分数和绝对数明显高于外周血。

【参考文献】

［1］尉艳霞，童朝晖，龚娟妮，等. 腺苷脱氨酶诊断结核性胸膜炎价值的再评价［J］. 中华结核和呼吸杂志，2010，33（4）：273-275.

［2］李雪莲，马丽萍，陈红梅，等. 脑脊液中腺苷脱氨酶水平对结核性脑膜炎的诊断价值［J］. 中华结核和呼吸杂志，2017，40（5）：339-342.

［3］王前，王建中. 临床检验医学［M］. 北京：人民卫生出版社，2015.

［4］郭慧玲，崔娜，任超，等. 结核性胸膜炎患者胸腔积液腺苷脱氨酶影响因素分析［J］. 国际呼吸杂志，2022，42（11）：856-861.

［5］刘沛，杨春梅，叶宁，等. 血清腺苷脱氨酶在急性白血病临床检验中的辅助诊断价值［J］. 中国实验血液学杂志，2021，29（4）：1119-1122.

[6] 刘超群, 宗劲, 韩东, 等. 结核性胸水中的类上皮细胞与胸水腺苷脱氨酶活性相关性研究 [J]. 中国卫生检验杂志, 2021, 31 (23): 2881-2883.

二　肌酸激酶异常增高的追踪

案例介绍

　　患者，女性，35岁。进行血液生化检查结果显示，肌酸激酶（creatine kinase，CK）第1次未出结果，稀释10倍后也未出结果。检验科工作人员对此感到疑惑。然后稀释20倍再复查，得到最后结果，CK为74 780 U/L。患者其他酶类结果显示，丙氨酸转氨酶（alanine transaminase，ALT）为435 U/L，天冬氨酸转氨酶（aspartate transaminase，AST）为950.3 U/L，羟丁酸脱氢酶（hydroxybutyrate dehydrogenase，HBDH）为837 U/L，CK-MB为843 U/L，所有酶类均增高。该患者除以CK为主的酶类异常外，还对其他异常指标进行检测，结果显示，尿常规隐血（+++），尿沉渣镜检红细胞6个/μl；尿微量白蛋白为68.8 mmol/L；血清肌红蛋白（myoglobin，MYO）为1830 U/L。因患者肾功能未受损伤，给予大量补液治疗。后续追踪患者结果显示，2018年6月16日，CK为34 740 U/L；6月18日，CK为7320 U/L；6月22日，CK为817 U/L，CK值逐渐下降，患者症状也有所改善。其间联系患者家属了解病情，得知该患者因腿疼、活动受限前来就医，其前阶段在健身房蹬车健身，怀疑为运动性横纹肌溶解综合征（exercise-induced rhabdomyolysis，EIR）。

【案例分析】

　　EIR是指运动后肌纤维崩解断裂导致肌细胞内容物释放入血引起的临床综合征，以肌痛、乏力、肌肉肿胀、深色尿及血中肌细胞内容物（特别是肌红蛋白和 CK）的含量增高为临床特征。严重的运动性横纹肌溶解症可并发急性肾衰竭、急性筋膜间室综合征、弥散性血管内凝血及多器官功能障碍综合征，甚至危及生命。早期积极静脉补液，及时血液净化治疗可防止病情进一步发展。EIR 患者大多预后较好，如出现严重并发症则死亡率明显升高。在军事训练及体育运动中应注意防治。

EIR 多发于马拉松赛跑、5 km 武装越野、滑雪、划艇、登山、举重、健美运动员或平素不经常锻炼而突然大量剧烈运动的人，在进行较大强度军事训练的战士中也较为常见。

此案例提示我们，在结果极其异常的情况下，检测指标虽未达到危急值，但也应与患者或医师沟通，提醒临床及时诊断、治疗。

【知识拓展】

原发性横纹肌溶解典型的"三联征"包括肌痛、乏力和深色尿。CK 值是反映肌细胞损伤最敏感的指标，男性参考范围为 38 ~ 174 U/L，女性为 26 ~ 140 U/L。机体对肌肉损伤做出反应时，CK 在血清中的浓度最高。在发生肌肉损伤后 12 h 内 CK 值开始升高，1 ~ 3 天到达峰值，3 ~ 5 天后开始下降。每 24 h CK 值约可下降 40%；如下降速度缓慢，则提示可能存在进行性肌肉损伤。一般认为，CK 超过正常峰值的 5 倍对 EIR 有诊断意义。血 CK 与血清钾、尿素氮、肌酐的变化呈显著正相关，其峰值还可作为评定预后的预测指标，CK ≥ 5000 U/L 的患者发生急性肾损伤的可能性大。妊娠期女性的 CK 值也会发生变化，妊娠第 14 ~ 26 周 CK 值降低，分娩时 CK 值升高。此外，CK 值升高还可见于：①心肌梗死、心肌炎施行心律转复、心导管和无并发症的冠状动脉成形术等；②癫痫，研究表明，凡 1 周内有癫痫发作史的患者，无论来院后是否发作，脑电脑是否有异常，均显示血 CK 值升高；③血清 CK 值活性在急性有机磷农药中毒时随中度程度加重而增高，CK-MB/CK 比值则随中度加重而下降，故认为，有机磷农药中毒存在不同程度的肌肉组织损伤，并且 CK、CK-MB/CK 比值能够客观反映有机磷农药中毒的中度程度，可作为临床分级和病情判断的有效指标；④大剂量长期服用或肌内注射抗精神分裂症药物；⑤神经系统疾病，如脑外伤、脑膜炎、脑炎、脑肿瘤、肝豆状核变性等。长期卧床、甲状腺功能亢进症、结缔组织病（系统性红斑狼疮、类风湿关节炎、干燥综合征等）、激素、化疗药物等会使 CK 值降低。

CK 以 3 种不同的同工酶形式（MM、MB 和 BB）存在，CK-MB 主要分布于心肌中，CK-BB 主要存在于脑组织中，骨骼肌中以 CK-MM 占优势，在肠、肺和膀胱中也发现了更少量的 CK。部分接受透析的终末期肾病患者的 CK 值也会升高；炎性肌病或肌营养不良者及训练有素的优秀运动员在休息状态下的肌肉，以及剧烈运动（如马拉松赛跑）后的许多人，骨骼肌中 CK 浓度也会增加。

【参考文献】

［1］谢院生，刘晓峦，陈香美. 运动性横纹肌溶解症的诊治［J］. 军医进修学院学报，2008，29（6）：449-452.

［2］MELLI G，CHAUDHRY V，CORNBLATH D R. Rhabdomyolysis：an evaluation of 475 hospitalized patients［J］. Medicine（Baltimore），2005，84（6）：377-385.

［3］KNOCHEL J P. Rhabdomyolysis and myoglobinuria［J］. Annu Rev Med，1982，33：435-443.

［4］MIKKELSEN T S，TOFT P. Prognostic value，kinetics and effect of CVVHDF on serum of the myoglobin and creatine kinase in critically ill patients with rhabdomyolysis［J］. Acta Anaesthesiol Scand，2005，49（6）：859-864.

［5］SIEGEL A J，SILVERMAN L M，EVANS W J. Elevated skeletal muscle creatine kinase MB isoenzyme levels in marathon runners［J］. JAMA，1983，250（20）：2835-2837.

三 生化待检标本储存方式的改进

案例介绍

　　周六采集的生化血标本需要下个周一采用生化流水线集中检测，但有些项目会因放置时间长而影响结果。因此，需先用小型生化分析仪打开采血管帽，将含有血糖、钾、钠、氯、二氧化碳结合力的项目检测完成，然后再盖上采血管帽留至周一完成其他项目检测。此过程费时、费力，故应对比标本储存方式，保留最佳方式。

　　1. 方式一　用 10 组数据进行待检生化标本测试，第 1 天测试过的标本（已离心、开采血管帽），第 3 天（48 h）后用同一生化分析仪再测。对比结果发现，二氧化碳结合力复测结果差异较大，平均相差约 20%；血清血糖、钾、钠、氯的结果差异在可接受范围内。

　　2. 方式二　第 1 天每人采集 2 管生化血标本，其中一管当天完成所有生化项目检测；另一管标本离心后，于 2～8℃保存，其间未打开采血管帽，第 3 天用同一生化分析仪完成生化检验项目检测。2 次结果进行比对发现，二氧化碳结合力、血糖、钾、钠、氯的结果差异均在可接受范围内。

【案例分析】

　　检验科的检验项目和标本繁多，考虑人员和成本问题，无法做到对所有标本进行实时检测，甚至可能需要隔天检测。此时，为保证检测结果的准确性，对标本的储存方式就显得极为重要。如本案例要讨论的生化检验检测项目。

　　1. 结果原因分析

　　（1）第 1 次试验二氧化碳结合力降低的原因：考虑二氧化碳的稳定性欠佳，可能由于前一天测试标本时打开血盖暴露于空气时间较长所影响。查看试剂说明书，其对检测标本有明确说明：①当开盖样本暴露于空气中 1 h 后，总二氧化碳浓度可降低 6 mmol/L；②当真空采血管未装满样本时，总二氧化碳浓度会降低 3 mmol/L。

（2）第 2 次试验钾、钠、氯、血糖、二氧化碳结合力比对均达到要求　符合《临床生物化学检验常规项目分析质量指标》，生化检测待检标本只要收到后在 1 h 内离心，于 2 ～ 8℃冰箱保存 48 h 后，检测结果均不受影响。

2. 工作流程改进　经过临床验证，夜班、节假日等遇到带有分离胶标本离心后，4℃冰箱保存，无须提前开盖做钾、钠、氯、血糖和二氧化碳结合力这 5 个项目。

【知识拓展】

1. 二氧化碳样本采集和处理　使用常规静脉穿刺方法采集血清和血浆，参考样本采集器的使用和说明进行操作。在采集和离心后，对未开封采集管中的血液样本应尽快检测，未打开采血管的，离心样本在室温下可储存 8 h，在 2 ～ 8℃可储存 2 天；如需储存时间较长，样本可在 -20℃或更低温度冷冻 6 个月。

2. 钾、钠、氯样本采集和处理　参考样本采集器的使用和说明进行操作，标本管应在未开启状态下进行离心，且血清或血浆应在静脉穿刺后 1 h 内分离，这是因为长时间与红细胞接触导致钾离子浓度升高。在室温或冷藏（2 ～ 8℃）的条件下，血清或血浆（去除细胞）中的钠和钾、氯至少可稳定 1 周。溶血标本可能导致钾浓度结果出现错误的升高，血清或血浆细胞内的钾比细胞外的钾浓度高 30 ～ 50 倍。

3. 葡萄糖样本采集和处理　参考样本采集器的使用和说明进行操作，可用抗凝剂的采血管有肝素钠、肝素锂、乙二胺四乙酸草酸钾等，但采用这些含抗凝剂的采血管可能干扰结果。样本在室温条件下，糖酵解将使正常未离心而凝集血液中的血清葡萄糖每小时下降 5% ～ 7%；在分离但未溶血的无菌血清中，葡萄糖浓度在 25℃条件下可稳定 8 h，在 4℃条件下可稳定 72 h，在更长的储存条件下将发生稳定性变化；在样本中加入碘醋酸钠或氟化钠后，糖酵解可被抑制，并且葡萄糖在室温下可稳定 3 天。在血清和血浆之间未观察到临床显著差异。

【参考文献】

［1］杨秋红，司雪菲. 血液标本放置时间和采集位置对全自动生化分析仪检测结果准确性的影响［J］. 临床研究，2021，29（5）：154-155.

［2］梁欢欢. 临床血液生化检验标本分析过程中影响检验结果准确性的因素［J］. 中国医药指南，2021，19（6）：126-127.

［3］王艳，任娜，张伟，等. 不同保存方式对标本常规生化项目检测结果的影响［J］. 国际检验医学杂志，2020，41（8）：1004-1010.

［4］苏看看，陈欢欢，张炳峰，等. 检验前环境因素对 2 种酶法检测血清 CO_2 影响的比较［J］. 临床检验杂志，2021，39（11）：868-870.

［5］沈建江，朱小飞，王瑶，等. 采血管敞口时间对血清二氧化碳浓度的影响［J］. 检验医学与临床，2020，17（11）：1583-1585.

［6］谢泉. 标本放置时间对血糖检验结果影响的疗效分析［J］. 江西医药，2021，56（9）：1559-1561.

［7］李情操，穆银玉，卢雯君，等. 不同真空采血管和标本放置时间对电解质检测结果的影响［J］. 上海预防医学，2014，26（3）：149-151.

四 浆细胞异常增殖性疾病的"侦察兵"：免疫固定电泳

案例介绍

　　患者，男性，79岁。3月余前无明显诱因出现食欲减退，未予重视，后自觉乏力显著，尿中有泡沫，就诊于某社区医院。查血肌酐为 414 μmol/L，尿素为 30 mmol/L，尿酸为 71 μmol/L，尿蛋白（+++），尿隐血（++）。1个月后，于某三级医院肾内科就诊，以"慢性肾功能不全"收住院治疗。住院期间患者血常规检测结果显示白细胞增多、中度贫血，外周血可见血细胞形态异常（表4-4）。血清免疫固定电泳检测结果（图4-1）显示，血清 κ 轻链阳性；同时，尿免疫固定电泳 κ 轻链阳性（图4-2）。考虑患者无相关病史，将其血清送至其他实验室进行复检，检测结果相同，同样为 κ 轻链阳性。检验师立即与主管医师联系，告知医师该患者的免疫固定电泳结果，并得知患者骨髓穿刺结果（骨髓细胞学显示浆样淋巴细胞肿瘤或浆细胞肿瘤），结合免疫组化结果符合浆细胞瘤。最后，患者确诊为多发性骨髓瘤（轻链 κ 型），随即转至血液科继续治疗。

表4-4　患者血常规检测结果

项目	结果	单位	参考范围
白细胞计数	22.4 ↑	$\times 10^9/L$	3.5～9.5
红细胞计数	2.16 ↓	$\times 10^{12}/L$	3.8～5.1
血红蛋白	78 ↓	g/L	115～150
血细胞比容	0.236 ↓	—	0.35～0.45
平均红细胞体积	109.4 ↑	fl	82～100

项目	结果	单位	参考范围
平均红细胞血红蛋白含量	36.2 ↑	pg	27 ～ 34
红细胞平均血红蛋白浓度	331	g/L	316 ～ 354
红细胞体积分布宽度	12.8	—	11.6 ～ 13.7
血小板计数	208	$\times 10^9$/L	125 ～ 350
血小板平均体积	8.3	fl	6.8 ～ 13.5
中性粒细胞百分数	32.8	%	40 ～ 75
淋巴细胞百分数	59.7 ↑	%	20 ～ 50
单核细胞百分数	5.1	%	3 ～ 10
嗜碱性粒细胞百分数	0	%	0 ～ 1.0
嗜酸性粒细胞百分数	2.4	%	0.4 ～ 8.0
中性粒细胞计数	7.3 ↑	$\times 10^9$/L	1.8 ～ 6.3
淋巴细胞计数	13.4 ↑	$\times 10^9$/L	1.1 ～ 3.2
单核细胞计数	1.1 ↑	$\times 10^9$/L	0.1 ～ 0.6
嗜碱性粒细胞计数	0.01	$\times 10^9$/L	0 ～ 0.06
嗜酸性粒细胞计数	0.54 ↑	$\times 10^9$/L	0.02 ～ 0.52

注：一. 无内容。

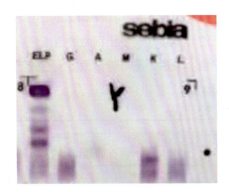

图 4-1　血清免疫固定电泳凝胶图像

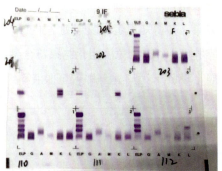

图 4-2　尿免疫固定电泳凝胶图像

【案例分析】

　　本案例患者首先以"肾功能不全"为主要症状就诊并收入院。完善相关检查，进行血清免疫固定电泳，初筛 κ 轻链阳性；后续又进行尿免疫固定电泳检测，也呈阳性。2项电泳检测结果早于患者的骨髓片结果，可以说，血清和尿的免疫固定电泳发挥了"侦察兵"作用，提前预示了患者的病情。在检验师与临床医师的沟通中也得知，检验科免疫固定电泳这一关键结果很好地指导了临床诊疗工作，得到了医师的赞许。

多发性骨髓瘤是以浆细胞异常增生且分泌大量单克隆免疫球蛋白（又称"M蛋白"）为主要特征的恶性肿瘤性疾病，好发于中老年人，且男性多于女性。该病发病非常隐匿，进程缓慢，并且临床表现复杂多样，患者常因骨病变、肾功能不全、贫血、出血、高钙血症等症状就诊。

目前，对多发性骨髓瘤患者的治疗多在血液科进行，也有部分医院在肿瘤科或淋巴瘤科，但首诊科室常为其他科室，如内分泌代谢科、肾病内科、疼痛科或骨科等。及早甄别此种疾病对后续治疗至关重要，因此，需要选择合适的辅助诊断方法。

免疫固定电泳具有较高的敏感度，可特异、快速地分离并鉴别M蛋白，同时弥补了血清蛋白电泳不能准确分型M蛋白的缺点。通过对M蛋白进行准确、快速地分型，对多发性骨髓瘤的早期诊断、指导治疗、病情检测、预后判断有重要价值；同时，还可用于多克隆增殖的鉴别诊断及脑脊液寡克隆蛋白的判断。

【知识拓展】

1. M蛋白检测　单克隆免疫球蛋白是单克隆B细胞或浆细胞异常增殖而产生的大量均一的、具有相同氨基酸序列，以及空间构象和电泳特性的免疫球蛋白。因临床上多出现于多发性骨髓瘤、巨球蛋白血症和恶性肿瘤患者的血或尿中，故又称"M蛋白"。M蛋白血症大致可分为恶性M蛋白血症和意义不明的M蛋白血症两类。前者多见于多发性骨髓瘤、原发性巨球蛋白血症、7S IgM病（Solomen-Konkel病）、半分子病、慢性淋巴细胞白血病和不完全骨髓瘤蛋白病（C端缺陷）等。后者又分为2种，一种继发于其他恶性肿瘤（如恶性淋巴瘤）；另一种为良性M蛋白血症，较多见于老年人群。检测M蛋白的方法有很多且各具特色，实验室应根据实际情况合理选用。M蛋白血症的检测与鉴定有赖于多种免疫学分析方法进行综合判断。

（1）多发性骨髓瘤与巨球蛋白血症患者M蛋白的检测与鉴定

1）血清总蛋白定量：约90%的患者血清总蛋白含量升高（＞100 g/L）。

约 10% 的患者含量正常或偏低，由于游离轻链很少升高至影响总蛋白检测水平，因此，血清总蛋白含量正常或偏低在轻链型多发性骨髓瘤中最多见。

2）血清蛋白区带电泳：根据单克隆免疫球蛋白种类不同，M 蛋白可在 α_2-γ 区形成致密、不连续、深染区带，以 β、γ 区多见。光密度计扫描图为 γ、β 或 $\alpha2$ 区单个基底狭窄、高而尖的教堂塔尖样窄峰，高宽比值 $\geqslant$ 1（α_2 和 β 峰）或 $\geqslant$ 2（γ 峰）。少数患者存在 2 种 M 蛋白（双克隆丙球蛋白病）。

3）血清免疫球蛋白定量：为初筛试验，通常情况下，M 蛋白所属免疫球蛋白均明显升高，其他免疫球蛋白则正常或显著降低。

4）血清游离轻链定量：正常游离轻链的 κ/λ 比值为 0.26 ～ 1.65。单类型轻链（κ 或 λ）产生过多的克隆性浆细胞病患者，κ/λ 比值异常。约 90% 的多发性骨髓瘤患者可出现 κ/λ 比值异常。

5）免疫电泳：是一种定性方法，可确定 M 蛋白的类别（IgG、IgA、IgM）和型别（轻链）。M 蛋白可与相应的抗重链血清、抗轻链血清形成迁移范围十分局限的致密沉淀弧，据此排除或鉴别 M 蛋白血症。

6）免疫固定电泳：敏感度高，是临床上最常用的方法。其检测原理是血清或尿进行区带电泳，其中加入特异性抗重链或抗轻链血清与相应的蛋白区带形成抗原 - 抗体复合物，通过与正常人的抗血清参考泳道对比，鉴定出 M 蛋白。

7）尿游离轻链检测：分为定性和定量 2 种方法。定性试验同本周蛋白定性检查；现有的定量检测试剂盒通常采用免疫比浊法进行检测。按常法与抗轻链血清进行对流免疫电泳，轻链与抗 κ、λ 血清反应产生白色沉淀线。尿中含有轻链 200 $\mu g/ml$ 时即可检出。

（2）重链病的 M 蛋白检测与鉴定：重链病中的重链通常不完整或截短；血清或尿的蛋白电泳可能不显示局限尖峰，常需采用选择性免疫电泳予以鉴定。免疫固定电泳显示异常蛋白由重链 α、γ、μ 组成，而无相应轻链，并且单克隆"尖峰"在这 3 种重链病的蛋白电泳图表现不同。在 α 重链病中，电泳不显示明显条带和尖峰；在 γ 重链病中，电泳可能显示不均匀宽条带，而非局限条带；μ 重链病仅有 40% 的患者存在局限条带。

（3）7S IgM 病的 M 蛋白检测与鉴定：IgM 通常为五聚体，其因具有五聚体结构而被称为"巨球蛋白"，沉降系数为 19S。但 7S IgM 为单体，沉降系数为 7S。目前有 2 种方法用于确认 7S IgM 是否存在：①是植物血凝素（phytohemagglutinin，PHA）选择性电泳；②先测定总 IgM 含量，再将 1 ～ 2 ml 待测血清过 PHA 柱，最后根据洗脱峰面积算出 7S IgM 的含量。

（4）半分子病的 M 蛋白检测与鉴定：半分子是指由 1 条重链和 1 条轻链组成的 M 蛋白。检测与鉴定方法与多发性骨髓瘤相同，但还需对半分子进行鉴定。免疫电泳法鉴定半分子 M 蛋白的电泳迁移率，十二烷基硫酸钠 - 聚丙烯酰胺凝胶电泳推算 M 蛋白的分子量，超速离心法测定 M 蛋白的沉淀系数，Fc 抗原决定簇的确定，用相应抗重链血清区分半分子病患者（M 蛋白）与正常人相应的免疫球蛋白类别。

2. 尿蛋白电泳　尿蛋白电泳的参考范围：低分子量蛋白尿，1 万～ 7 万 D；中分子量蛋白尿，5 万～ 10 万 D；高分子量蛋白尿，5 万～ 100 万 D；混合性量蛋白尿，1 万～ 100 万 D。

尿蛋白电泳通常可分离出低分子量蛋白区（β_2- 微球蛋白、溶菌酶、视黄醇结合蛋白、游离轻链、α_1- 微球蛋白、游离轻链二聚体），中分子量蛋白区（白蛋白），高分子量蛋白区（转铁蛋白、IgG、IgA、触珠蛋白、α_2- 巨球蛋白）3 个区域。正常人尿中蛋白阴性或仅出现少量白蛋白。低分子量蛋白尿的主要电泳区带在清蛋白以下，多见于肾小管类疾病，如急性肾盂肾炎、肾小管性酸中毒等；而中分子量蛋白尿和高分子量蛋白尿的主要电泳区带在清蛋白附近及以上，多见于肾小球疾病，如各类原发性及继发性肾小球肾炎、肾病综合征等；混合性量蛋白尿电泳区带则以清蛋白带为主，见于整个肾单位受损，如慢性肾衰竭等。

【参考文献】

［1］府伟灵，徐克前. 临床生物化学检验［M］. 5 版. 北京：人民卫生出版社，2012.

［2］王前，王建中. 临床检验医学［M］. 北京：人民卫生出版社，2015.

［3］尚红，王毓三，申子瑜. 全国临床检验操作规程［M］. 4 版. 北京：人民卫生出版社，2015.

［4］KYLE R A, GERTZ M A, WITZIG T E, et al. Review of 1027 patients with newly diagnosed multiple myeloma［J］. Mayo Clin Proc, 2003, 78（1）: 21-33.

［5］DISPENZIERI A, KYLE R, MERLINI G, et al. International Myeloma Working

Group guidelines for serum-free light chain analysis in multiple myeloma and related disorders [J]. Leukemia, 2009, 23 (2): 215-224.

[6] SMITH A, WISLOFF F, SAMSON D, et al. Guidelines on the diagnosis and management of multiple myeloma 2005 [J]. Br J Haematol, 2006, 132 (4): 410-451.

[7] KYLE R A, RAJKUMAR S V. Criteria for diagnosis, staging, risk stratification and response assessment of multiple myeloma [J]. Leukemia, 2009, 23 (1): 3-9.

五　胆碱酯酶与有机磷中毒

案例介绍

患者，女性，36 岁。自服有机磷农药"辛硫磷"约 150 ml（具体不详）。于急诊救治，患者精神弱，神清，双侧瞳孔等大等圆，直径约为 2 mm，对光反射存在，血压 155/96 mmHg。急诊立即给予洗胃、补液，洗出液为绿色液体，有农药味，无大蒜味，洗胃量 16 000 ml，至洗出液澄清无异味后暂停洗胃。急查血清胆碱酯酶（cholinesterase, ChE）0.02 kU/L↓，先后给予阿托品 1.5 mg、碘解磷定 8 g 静脉注射，并进行保护胃黏膜、促进毒物排出等治疗。治疗 6 天后，拔除胃管，经口进食。虽然患者病情好转，临床症状逐日改善，无明显不适主诉，但多次监测 ChE 水平均偏低，在 0.03 ～ 0.05 kU/L 区间波动，未见明显回升。

【案例分析】

ChE 又称酰基胆碱水解酶，是一类催化酰基胆碱水解的酶类。有机磷和氨基甲酸酯类杀虫剂中毒时，血清 ChE 活性明显降低，并与临床表现一致。在各种肝病中，患者病情越差，ChE 活性降低，持续降低且无回升迹象的患者预后多较差。ChE 含量降低还可见于遗传性血清 ChE 异常症、饥饿、感染及贫血等患者。ChE 增高主要见于甲状腺功能亢进症、糖尿病、肾病综合征、脂肪肝、神经系统疾病、高血压、支气管哮喘等患者。

本案例患者有机磷中毒入院治疗近 1 周，血清 ChE 含量仍未恢复正常，排除仪器、试剂、人员操作等问题，其原因值得探究。《临床实验诊断学：实验结果的应用和评估》中指出，从 ChE 被完全抑制到恢复正常范围需 30～40 天。同时，有研究发现，辛硫磷农药中毒患者 ChE 恢复时间为 13～44 天，较其他有机磷农药中毒者（7～25 天）明显延迟，并且阿托品用量更大，治疗时间更长。该患者服药至今约 1 周，ChE 水平未恢复正常属于正常情况。

本案例提示我们，定期与临床进行有效沟通和交流可使临床的诉求及时向实验室反馈；实验室及时采取有效行动，对临床诉求进行解释或解决，可以促进临床工作及实验室工作的共同发展。

【知识拓展】

1. 有机磷和氨基甲酸酯类中毒　　有机磷和氨基甲酸酯类是强效 ChE 抑制剂，可在皮肤接触、吸入或经口摄入后引起严重的胆碱能毒性。尽管有机磷和氨基甲酸酯类结构不同，但患者中毒后的临床表现相似，过量服用后的治疗也类似。

（1）医疗用途：有机磷和氨基甲酸酯类的医疗用途包括逆转神经肌肉阻滞（新斯的明、吡斯的明、依酚氯铵），以及治疗青光眼、重症肌无力和阿尔茨海默病（依可碘酯、吡斯的明、他克林和多奈哌齐）。

（2）中毒原因：通常是有意或无意摄入或暴露于农业杀虫剂中；其他潜在原因还包括摄入被污染的水果、面粉或食用油，以及穿着被污染的衣物等。可引起人类中毒的制剂包括灭多威、涕灭威和有机磷杀虫剂（对硫磷、倍硫磷、马拉硫磷、敌匹硫磷和氯吡硫磷）。

（3）病理机制：氨基甲酸酯类化合物是氨基甲酸的衍生物，氨基甲酸酯类是短效 ChE 抑制剂，会在 48 h 内从 ChE 的作用部位上自发水解。氨基甲酸酯类中毒的持续时间通常短于同等剂量有机磷造成的中毒，但这 2 类化学物质引起的病死率相近。其主要的实验室检查是 ChE 检测。

有机磷农药进入人体后与 ChE 结合形成磷酰化胆碱酯酶，抑制体内 ChE

特别是乙酰胆碱酯酶的活性。ChE 活性检测是诊断有机磷农药中毒的标准。依据 ChE 活性下降幅度，可将有机磷中毒患者进行分类：①轻度中毒，降至参考区间下限的 40%～60%；②中度中毒，在 20%～40%；③重度中毒，降至 20% 以下。有研究报道，有机磷农药的结构不同，其代谢、排出机制及与复能剂的结合程度不同，导致 ChE 恢复程度有差异。辛硫磷在体内代谢产生最多的是二乙基磷酸，其他为辛硫磷羟酸等，其中后者在体内的含量将影响 ChE 在体内的复活速度。

ChE 活性降低还见于肝实质损害、恶性肿瘤、白血病、贫血、黏液性水肿、重症结核病、感染性休克、炎性肠病、进行性肌营养不良和肾功能不全等。

ChE 活性增高主要见于糖尿病、肾病综合征、甲状腺功能亢进症、冠心病、脂肪肝、重症肌无力、Ⅳ型高脂蛋白血症、渗出性肠病和遗传性高 ChE 血症等。

2. 百草枯中毒 百草枯是一种强极性和腐蚀性的物质，用于农业是十分安全的，皮肤或喷雾剂暴露通常仅导致有限的局部损伤，但意外或故意口服摄入的致死率极高。百草枯被人体摄入后，会经胃肠道快速但不完全吸收，然后迅速分布到其他组织中，摄入后约 6 h 达到最大组织浓度。百草枯被亚精胺/腐胺和其他细胞膜转运蛋白主动摄取，从而导致肺、肾、肝和肌肉组织中浓度相对较高。百草枯主要经肾清除，轻度中毒患者摄入的百草枯大部分会在 24 h 内出现在尿中。然而，重度百草枯中毒患者的肾功能大幅下降，导致清除明显减慢。对于重度百草枯中毒但 24 h 内未死亡的患者，末端消除半衰期可超过 100 h。经过数小时至数天的时间，最终会导致多器官功能衰竭。其常见的实验室检查如下。

1）血清电解质检查：由于呕吐、腹泻、急性肾损伤和多器官功能衰竭，患者可能出现电解质失衡。

2）肾功能检查：急性肾损伤提示严重的百草枯中毒。肾功能受损与病死率增高相关。急性百草枯中毒后，患者许多血清和尿肾功能生物标志物会升高，最有用且广泛使用的是血清肌酐和血清半胱氨酸蛋白酶抑制剂 C。①血清肌酐浓度升高的速度与生存率相关。血清肌酐浓度 5 h 内升高速度＜每小时 3.0 μmol/L（0.034 mg/dl）与幸存相关，而 6 h 内上升速度＞每小时 4.3 μmol/L（0.049 mg/dl）与死亡相关。血清肌酐浓度升高的部分原因是肌肉氧化应激引起肌酐产生增加。故在此种情况下，血清肌酐浓度虽然是结局的绝佳预测指标，但并不能准确反映肾小球滤过率。②血清半胱氨酸蛋白酶抑制剂 C 浓度的升高幅度相对较小，但 6 h 内的升高速度＞每小时 0.009 mg/L 可预测死亡。

3）血气分析：由百草枯诱导的肺泡炎或吸入性肺炎引起的呼吸性酸中毒合并腹泻、急性肾损伤、线粒体毒性或低血压引起的代谢性酸中毒较为常见。严重呕吐可能导致碱血症，但其通常仅在急性中毒病程的早期出现。

4）动脉乳酸检测：乳酸酸中毒通常发生于重度百草枯中毒患者，是由多器官功能障碍、低血压和缺氧性急性呼吸窘迫综合征导致。容量复苏后的乳酸酸中毒严重程度反映中毒的严重程度。乳酸浓度可帮助判断预后。单次检测的结果可能不具有代表性，故通常需要进行连续测量。

5）特异性检查：①尿百草枯检测，主要目的是确认或排除百草枯暴露。加入连二亚硫酸盐溶液后观察颜色变化，蓝色提示存在百草枯，绿色提示存在敌草快。该检测为半定量检测，颜色越深则浓度越高。因此，尿变为深蓝色的患者可能预后较差。应在摄入后 6 h 左右采集新鲜尿样本实施检测。如摄入量大，可能数小时后行该检测就可呈阳性结果，且阳性结果可持续数天。②血清百草枯浓度检测。中毒时间相关的血清百草枯浓度可预测患者急性中毒后死亡的可能性。③血清百草枯定性检测。另一种可供选择的定性方法是对尿连二亚硫酸盐检测阳性的患者进行血浆连二亚硫酸盐检测。该试验中连二亚硫酸盐溶液被加入 2 ml 血浆中。与对照溶液相比，不确切的颜色变化与 50% 的病死率相关，而明确的颜色变化与 100% 的病死率相关。

对于皮肤、眼部或吸入性暴露的患者，通常无须进行任何实验室检查，但出于安全性考虑，可在暴露后 6 h 内行尿的连二亚硫酸盐检测。如果对皮肤暴露引起全身性吸收（如破损皮肤接触大量百草枯）有任何怀疑，可在暴露后 12 h 行进一步检测以证实是否有延迟吸收。

【参考文献】

［1］托马斯. 临床实验诊断学：实验结果的应用评估［M］. 吕元，朱汉民，沈霞，等译. 上海：上海科技出版社，2004.

［2］唐海成，韩雪峰，秦柱，等. 辛硫磷农药中毒患者血清胆碱酯酶恢复延迟的临床

　　　研究及探讨 [J]. 临床医学工程, 2014, 21 (1): 40-41.

[3] 扈琳, 高恒波, 田英平, 等. 急性辛硫磷中毒致血清胆碱酯酶持续低水平 2 例
　　　[J]. 临床荟萃, 2007, 22 (7): 513-513.

[4] 侯治富. 实验诊断学 [M]. 2 版. 高等教育出版社, 2015.

[5] KHURANA D, PRABHAKAR S. Organophosphorus intoxication [J]. Arch Neurol,
　　　2000, 57 (4): 600-602.

[6] CAVARI Y, LANDAU D, SOFER S, et al. Organophosphate poisoning-induced acute
　　　renal failure [J]. Pediatr Emerg Care, 2013, 29 (5): 646-647.

六　关于开展腹膜透析液检验项目的探索

案例介绍

　　肾内科有许多需要透析的患者, 故临床要求开展腹膜透析液检测项目, 包括 24 h 蛋白定量, 尿素、肌酐检测, 同时需要检验科协助检测透析液中葡萄糖和肌酐浓度, 以得出本实验室的肌酐校正因子。生化组工作人员首先确认目前使用试剂满足以上项目的检测, 并查阅文献, 确认以上检测项目的临床意义。然后, 与肾内科沟通, 要求送不同批号的透析液, 以检测葡萄糖和肌酐浓度, 通过求平均值来计算肌酐校正因子, 以排除批间差。实验室经检测发现, 高浓度葡萄糖对肌酐检测的影响极小, 故建议不计算校正因子。不同批号透析液的葡萄糖与肌酐检测结果见表 4-5。

表 4-5　不同批号透析液的葡萄糖与肌酐检测结果

检测批次编号	葡萄糖 / (mmol/L)	肌酐 / (μmol/L)
1	126.0	1.43
2	127.0	0

检测批次编号	葡萄糖 /（mmol/L）	肌酐 /（μmol/L）
3	120.2	3.21
4	121.0	3.91
5	126.0	0.10
6	122.0	0.08

【案例分析】

患者通过腹膜透析可以减少腹膜炎的发生、改善营养状况等，从而改善腹膜透析患者的生存质量，并提高长期存活率。腹膜透析充分性是指在此透析剂量下，患者的病死率和发病率不会升高；再增加透析剂量，患者的病死率和发病率也不会下降；若低于此透析剂量，则患者的病死率和发病率会升高；在此透析剂量下，患者身心安泰、食欲良好、体重增加、体力恢复、慢性并发症减少或消失、尿毒症毒素清除充分。腹膜透析充分性主要从溶质清除、临床表现、营养状况、液体平衡几个方面进行评估。

评估溶质清除状况的常用指标为肌酐清除率（creatinine clearance rate，CCR）和尿素清除指数（Kt/V）。营养状况评估可通过标准化蛋白质相当的总氮呈现率（normalization protein nitrogen appearance rate，nPNA）、蛋白质分解代谢率（protein catabolic rate，PCR）等指标评估。实验室检测的血液、腹膜透析液，以及尿中尿素、肌酐、蛋白等项目的检测数据则为以上评估指标提供了数据支持，以此对腹膜透析充分性进行更全面的评估。

尿素和肌酐是体内小分子溶质的主要代表。迄今为止，Kt/V 和 CCR 是腹膜透析充分性评估研究的主要参数。腹膜尿素清除指数（peritoneal Kt/V of urea，pKt/V）是腹膜清除尿素容积占体内总尿素容积的比例，其中 K 代表腹膜对尿素的清除率（L/h），t 为单次透析时间（h），V 为尿素在体内的分布容积（L）。有残余肾功能的患者，总 Kt/V= 腹膜 Kt/V+ 残肾 Kt/V。一般推荐腹膜透析稳定（即腹膜透析开始 4～6 周）后留取 24 h 透析液及尿测量总 Kt/V。临床上主要以 Kt/V 作为腹膜透析充分性的主要评估指标。现有一系列研究尚未证实较大 Kt/V 对于减少腹膜透析患者合并症或死亡有益，但 Kt/V 低于一定值时，患者会出现更多临床问题。

当实验室检测项目无法满足临床需求时，临床需将信息反馈至实验室。实验室与临床进行及时、有效的沟通可及时获取临床的需求；实验室有针对性地对临床需求进行评估，设置相应的检测项目，以满足临床医师在诊疗过程中的需求。与临床建立有效的沟通机制能使问题得到及时的反馈和解决。同时，对临床提出的需求进行研究与学习，有助于开拓实验室工作人员视野、提升业务能力，可使实验室的工作不断完善，更好地为临床提供服务。

【知识拓展】

1. 血尿素氮

（1）参考范围：男（20～59岁），范围 3.1～8.0 mmol/L；男（60～79岁），范围 3.6～9.5 mmol/L；女（20～59岁），范围 2.6～7.5 mmol/L；女（60～79岁），范围 3.1～8.8 mmol/L。

（2）临床意义：尿素是机体蛋白质的小分子代谢终末产物，受机体蛋白质分解代谢速度、蛋白质摄入量及肾排泄功能的影响。血尿素氮浓度在一定程度上可反映肾小球滤过功能的变化，可作为肾衰竭透析充分性的判断指标。标本溶血和肝素均可使测定结果升高。因此，在标本采集和处理过程中要避免溶血，且应避免使用肝素。

1）血尿素氮浓度升高见于：①生理因素，如高蛋白饮食。②器质性肾功能损伤，如急性肾小球肾炎、慢性肾盂肾炎、肾衰竭等。血尿素氮浓度不能作为早期肾功能的指标，但对慢性肾衰竭，尤其是尿毒症患者，血尿素氮浓度的升高程度通常与病情严重性相关。肾功能不全代偿期患者的尿素氮轻度升高（> 7.0 mmol/L）；肾衰竭失代偿期患者的尿素氮中度升高（17.9～21.4 mmol/L）；尿毒症患者尿素氮 > 21.4 mmol/L，是尿毒症的诊断指标之一。③肾前性和肾后性因素。前者包括严重脱水、心脏循环功能衰竭等导致的血容量不足，肾血流量减少从而引起少尿，血尿素氮浓度升高，称为肾前性氮质血症；后者包括尿路结石、前列腺肥大等疾病引起的泌尿系统梗阻。

2）血尿素氮浓度降低见于：低蛋白饮食及严重的肝功能障碍等情况。

2. 血肌酐

（1）参考范围：男（20～59岁），范围 57～97 μmol/L；男（60～79岁），范围 57～111 μmol/L；女（20～59岁），范围 41～73 μmol/L；女

（60～79岁），范围41～81 μmol/L。

（2）临床意义：血肌酐浓度测定能在一定程度上反映肾小球的滤过功能，是临床常用的肾功能指标。血肌酐水平比较稳定，但受个体肌肉量、年龄等生理因素的影响，老年人、肌肉少者的血肌酐水平偏低。

1）血肌酐浓度升高见于：各种肾病、肾衰竭、心力衰竭、脱水等。器质性肾衰竭患者的血肌酐浓度常＞200 μmol/L。肾功能不全代偿期患者的血肌酐浓度可不升高或轻度升高；肾衰竭失代偿期患者的血肌酐中度升高（可达442 μmol/L）；尿毒症期患者的血肌酐浓度＞707 μmol/L。

2）血肌酐浓度降低见于：进行性肌萎缩、白血病、贫血、肝功能障碍及妊娠等。

3. 24 h 尿蛋白定量

（1）参考范围：＜0.15 g/24 h 或＜0.10 g/L。

（2）临床意义：24 h 尿蛋白定量有助于肾脏疾病的诊断、治疗和疗效观察。可将蛋白尿分为轻度蛋白尿（＜1.0 g/d）、中度蛋白尿（1.0～3.5 g/d）和重度蛋白尿（＞3.5 g/d）。24 h 尿蛋白量增多见于病理性蛋白尿，如肾小球性蛋白尿、肾小管性蛋白尿、溢出性蛋白尿、组织性蛋白尿、混合型蛋白尿；也可见于生理性蛋白尿、体位性蛋白尿、运动性蛋白尿、发热、情绪激动等。生理性蛋白尿的特点是一过性，且尿蛋白量通常＜0.5 g/24 h，很少超过1.0 g/24 h。

【参考文献】

［1］陈香美. 腹膜透析标准操作规程（2010 版）［M］. 北京：人民军医出版社，2010.

［2］潘佰灵，丁珠华，朱冬红. 腹膜透析患者透析充分性的影响因素分析［J］. 中国实用护理杂志，2010，26（9）：58-59.

［3］肖希，余学清，阳晓. 腹膜透析小分子溶质清除评估研究进展［J］. 中国血液净化，2019，18（4）：217-219.

［4］KHANNA R. Solute and water transport in peritoneal dialysis：a case-based primer［J］. Am J Kidney Dis，2017，69（3）：461-472.

［5］Peritoneal Dialysis Adequacy Work Group. Clinical practice guidelines for peritoneal dialysis adequacy［J］. Am J Kidney Dis，2006，48 Suppl 1：S98-S129.

［6］LO W K, BARGMAN J M, BURKART J, et al. Guideline on targets for solute and fluid removal in adult patients on chronic peritoneal dialysis［J］. Perit Dial Int, 2006, 26（5）: 520-522.

七 肾小球滤过率估算值和转铁蛋白饱和度计算值的确立

案例介绍

检验科与肾内科进行临床交流时，肾内科提出希望在检验报告单上增加肾小球滤过率估算值（estimated glomerular filtration rate，eGFR）和转铁蛋白饱和度（transferrin saturation，TS）计算值，以减少临床计算工作量，使报告结果更加清晰明确。此次交流后，检验科生化组开始着手建立并验证2个计算值。

首先，确立计算公式。

TS 的计算公式为：TS=IRON/TIBC（IRON 是指血清铁，TIBC 是指总铁结合力）。

eGFR 计算公式有多个，经向其他医院同行及前辈请教，最终确定使用的公式为：$eGFR=a \times (sCRE/b)^c \times 0.993^{age}$（sCRE 为血肌酐，age 为患者年龄）。

a 根据性别采取如下数值：男 =141，女 =144。

b 根据性别采取如下数值：男 =0.9，女 =0.7。

c 根据年龄与血肌酐值采取如下数值：女（sCRE ≤ 0.7 mg/dl）=-0.329；女（sCRE>0.7 mg/dl）=-1.209。男（sCRE ≤ 0.7 mg/dl）=-0.411；男（sCRE>0.7 mg/dl）=-1.209。

随后与信息系统工程师联系，在检验系统中增加 2 个公式，最终以计算值的方式出现在检验报告中。为验证 eGFR 计算结果的准确性，分别与多家上级医院 eGFR 计算结果进行比对，结果完全一致，计算结果的准确性可以得到保证。

计算值项目建立后需对生物参考区间进行验证。分别选取不同性别及年龄段的 20 例健康受试者，分别检测肌酐和铁、总铁结合力，得出计算值，验证其参考区间。

之后在与心内科交流时，心内科医师和内分泌科医师均对增加 eGFR 和 TS 2 个计算值表示认同和赞许。心内科医师指出，eGFR 的确定不仅可减少临床手工计算结果的工作量，还可以统一计算公式，使计算结果具有可比性。

2 个计算值进行相关验证后即可对临床进行发布，发布后会进一步进行追踪，以获得临床对于增加该计算值的评价，如有问题可及时进行反馈。我们也将不断进行改进，以保证结果的准确性。

【案例分析】

定期与临床进行有效沟通和交流可使临床的诉求及时向实验室反馈；实验室及时采取有效行动，对临床诉求进行解释或解决，可以促进临床工作及实验室工作的共同发展。

2 个计算值从项目的建立到向临床发布，需经历诸多环节，每个环节都在保证检验结果的准确性中发挥着重要作用。

检验程序在应用前应进行性验证。检验方法和程序的分析性能验证内容至少应包括正确度、精密度和可报告范围。如果使用内部程序，如自建检测系统，应有程序评估并确认正确度、精密度、可报告范围、生物参考区间等分析性能符合预期用途。

【知识拓展】

1. 肾小球滤过率

（1）参考范围：90～120 ml/min。

（2）临床意义：肾小球滤过率（glomerular filtration rate，GFR）是指肾在单位时间内（通常以分钟为单位）清除血浆中某一物质的能力。人体真实的 GFR 值无法直接测定，只能通过滤过标志物的清除数据或血清水平来确定，这些标志物是主要通过肾小球滤过作用而清除的外源性或内源性溶质。GFR 的正常值受年龄、性别和体型影响，即使在健康人群中也有较大差异。通常认为，GFR 是评估整体肾功能的最佳指标，在早期比血肌酐、血尿素氮浓度更为敏感和可靠。当 GFR 下降到正常人的 50% 以下时，血尿素氮和血肌酐的浓度才会升高。在慢性肾脏病的病程中可用于评估功能性肾单位损失的程度及发展情况，用于指导肾脏病的诊断和治疗。在慢性肾脏病的发展过程中，GFR 逐渐下降并发展至慢性肾衰竭。慢性肾衰竭时，肾小球滤过功能受损严重，GFR 下降程度与肾脏病的分级和预后密切相关。

1）GFR 升高见于：糖尿病肾小球硬化症早期、部分微小病变型肾病综合征。妊娠期女性的 GFR 可升高，产后即恢复正常。

2）GFR 降低见于：影响肾小球滤过功能的各种原发性和继发性肾脏病。尤其与慢性肾脏病的诊断与分期密切相关。当患者 GFR < 10 ml/min 并有明显尿毒症表现时，应进行透析、肾移植等肾脏替代治疗。糖尿病肾病患者的肾脏替代治疗指征提前至 GFR 为 10～15 ml/min。

2. TS

（1）参考范围：20%～50%。

（2）临床意义：TS 是血清铁与转铁蛋白结合能力的比值，即血清铁除以总铁结合力的百分比。TS 升高反映铁储备增加。铁缺乏患者的 TS 通常 < 10%，常用 ≤ 19% 来筛查铁缺乏，但在妊娠等其他情况下可使用其他阈值。

1）TS 升高见于：再生障碍性贫血、溶血性贫血、巨幼细胞贫血、铁粒幼细胞贫血、血色病，以及摄入铁剂等。铁剂影响血清铁水平，从而使铁检查结果发生短暂改变。口服铁剂可暂时升高血清铁的浓度，铁浓度在口服铁剂后约 4 h 达到剂量依赖性峰值，可能导致 TS 假性升高。因此，早晨口服铁剂后不应立即检测 TS；静脉应用铁剂后，通常 4 周后复查血常规时再行铁检查。如果铁缺乏患者补铁和 / 或输血，预计铁储备会得到真正的改善。

2）TS 降低见于：缺铁性贫血、红细胞增多症、慢性感染性贫血等。

【参考文献】

[1] DENIC A, MATHEW J, LERMAN L O, et al. Single-nephron glomerular filtration rate in healthy adults [J]. N Engl J Med, 2017, 376（24）: 2349-2357.

[2] INKER L A, TITAN S. Measurement and estimation of GFR for use in clinical practice: core curriculum 2021 [J]. Am J Kidney Dis, 2021, 78（5）: 736-749.

[3] CHEN S. Retooling the creatinine clearance equation to estimate kinetic GFR when the plasma creatinine is changing acutely [J]. J Am Soc Nephrol, 2013, 24（6）: 877-888.

[4] TRAN T N, EUBANKS S K, SCHAFFER K J, et al. Secretion of ferritin by rat hepatoma cells and its regulation by inflammatory cytokines and iron [J]. Blood, 1997, 90（12）: 4979-4786.

[5] FINCH C A, HUEBERS H. Perspectives in iron metabolism [J]. N Engl J Med, 1982, 306（25）: 1520-1528.

八 血小板增多患者的血钾浓度假性增高

案例介绍

患者，女性，81 岁。心内科医师向检验科反馈此患者常规化学检查结果与急查生化结果中的血钾浓度存在差异，常规化学检查结果中血钾浓度为 4.09 mmol/L，而急查生化结果为 2.81 mmol/L。检验科工作人员对样本进行复核后确认检测结果无误，随后查看该患者的血常规检测结果，发现此

患者血小板计数为 543×10^9/L，怀疑此患者可能为血小板增多引起的血钾浓度假性增高。随后与临床医师沟通，此患者检查钾离子浓度需采用肝素锂抗凝的抗凝管采血，不可使用无抗凝剂的采血管；同时，告知当班人员关注该患者血钾浓度检测结果。

【案例分析】

血小板参与凝血过程。在血液凝固析出血清的过程中，血小板会聚集形成血栓，大量血小板会被破坏，释放出钾离子。血小板正常时，血清钾离子浓度也应高于血浆钾离子浓度，一般为 0.2 ～ 0.4 mmol/L。

此患者血小板增多，检验科常规化学检测采用无抗凝剂的红帽管采血，会导致在血液凝集过程中释放大量钾离子到血清中，导致血钾浓度假性升高；而急诊生化检测采用肝素锂抗凝管采血，可以避免此状况的发生。这也说明了常规化学检测结果显示的血钾浓度低于急诊生化检测结果，同时建议临床对此患者先采用肝素锂抗凝的抗凝管做血钾浓度检测。

钾离子对人体至关重要。患者自身原因及医务人员的操作均可导致血钾浓度假性升高或降低。血标本采集后应及时送检，检验师接收标本后应尽快分离血清或血浆。发现异常结果时应及时与临床沟通，以便找原因，寻求解决方法。

【知识拓展】

1. 血钾浓度升高的原因

（1）钾溶液输入过快或过量，服用含钾丰富的药物，输入大量库存血等。

（2）酸中毒。

（3）大面积烧伤、挤压伤等导致组织细胞大量破坏。

2. 血钾浓度降低的原因

（1）术后长时间进食不足，钾摄入不足。

（2）严重呕吐、腹泻、胃肠减压和肠瘘等，长期使用肾上腺糖皮质激素。

（3）输入过多葡萄糖，大量输入碱性药物或代谢性碱中毒。

（4）水过多或水中毒时，血钾浓度相对降低，而体内总钾量和细胞内钾含量正常。

【参考文献】

[1] 梁映亮，隋洪，徐灼均. 离子选择电极法血浆钾与血清钾比对分析 [J]. 检验医学与临床，2011，8（17）：2144-2145.

[2] 杨丹丹，赵春利，高玉娟，等. 骨髓增殖性肿瘤中假性高钾血症现象的研究 [J]. 临床内科杂志，2016，33（3）：178-180.

[3] 府伟灵，徐克前. 临床生物化学检验 [M]. 5版. 北京：人民卫生出版社，2012.

[4] WIEDERKEHR M R, MOE O W. Factitious hyperkalemia [J]. Am J Kidney Dis，2000，36（5）：1049-1053.

[5] SMELLIE W S. Spurious hyperkalaemia [J]. BMJ, 2007, 334（7595）：693-695.

[6] BAILEY I R, THURLOW V R. Is suboptimal phlebotomy technique impacting on potassium results for primary care? [J]. Ann Clin Biochem, 2008, 45（Pt3）：266-269.

[7] LEE H K, BROUGH T J, CURTIS M B, et al. Pseudohyperkalemia—is serum or whole blood a better specimen type than plasma? [J]. Clin Chim Acta, 2008, 396（1/2）：95-96.

九 体检发现急性心肌梗死1例

案例介绍

患者，男性，48岁，于体检时发现检测结果异常。检测结果显示，AST 172.4 U/L，LDH 813 U/L，HBDH 943 U/L，CK 1096 U/L，CK-MB 77 U/L，其中 CK 的结果为危急值（CK > 1000 U/L 即为危急值）。随后，检验科工

作人员向体检中心报告患者的危急值。查看患者病历发现，患者既往心悸 6 年余，既往高脂血症和高血压病史，于心内科就诊时无胸痛、胸闷各项症状，因体检各指标异常收治入院。经治疗后，患者检验结果显示，AST 52.6 U/L，LDH 441 U/L，HBDH 478 U/L，CK 143 U/L，CK-MB 30 U/L。

【案例分析】

心血管疾病是对人类健康构成极大危害的常见疾病，急性心肌梗死（acute myocardial infarction，AMI）又是致使心脏疾病患者猝死的主要原因之一。虽然近 10 年来，随着医疗水平的提高及最新的心肌损伤标志物的发现，AMI 的病死率下降了近 30%，但其发病 1 h 内的病死率仍达到 50%。AMI 的早期诊断和治疗是降低患者病死率的关键。目前，临床上诊断 AMI 通常依靠临床病史、心电图的动态演变（发病数小时内出现的异常高大且两支不对称的 T 波）及心肌标志物血浆浓度的动态改变。然而，既往有心肌梗死病史者及高龄患者常不表现为典型的 ST 段抬高，从而不利于此类型患者的早期诊断，导致其更容易发生猝死。由此可见，血清心肌损伤标志物对于诊断心肌梗死有极其重要的价值。

该患者体检时发现心肌酶谱（AST、CK、LDH、CK-MB）异常升高，故诊断急性心肌梗死入院治疗。经治疗后，相关指标有所下降，其中 LDH 的半衰期较长，7 ～ 12 天恢复正常；而 CK 的半衰期短，48 ～ 72 h 即可恢复正常。因此，经治疗后患者 CK 浓度在短期内恢复正常时，LDH 浓度仍较正常人高。

该患者就诊医院的检验科生化室已将肌酸激酶设为危急值报告项目之一。肌酸激酶作为传统的心肌酶谱（AST、CK、LDH、CK-MB）项目之一，对于急性心肌梗死的发现及诊断有着重要的意义，且其在心肌梗死发生后 4 ～ 6 h 即可超过正常上限，可用于较早期诊断心肌梗死。当此项目出现异常时，检验师会直接通知临床医师，引起重视，使患者能在第一时间接受进一步诊断和治疗。

心肌酶谱检测对于急性心肌梗死的诊断及治疗、监测具有重要意义。增设心肌酶谱检测项目的危急值报告，出现异常检测结果时能及时通知临床医师，并提示进行进一步处理，对于发现无明显自觉症状的急性心肌梗死具有极其重要的意义。

【知识拓展】

1. 心肌梗死的定义 2012 年，在德国召开的欧洲心脏病学会大会上公布了第 3 版更新的心肌梗死全球统一定义为，血清心肌标志物（主要是肌钙蛋白）升高（至少超过 99% 参考值上限），并至少伴有以下 1 项临床指标：①缺血症状；②新发生的缺血性心电图改变（新发 ST-T 改变或左束支传导阻滞）；③心电图病理性 Q 波形成；④影像学证据显示有新的心肌细胞坏死或新发的局部室壁运动异常；⑤冠脉造影或尸检证实冠状动脉内有血栓。

2. 心肌标志物

（1）CK：由 B 和 M 2 个亚单位组成的二聚体构成 3 种同工酶，即 CK-BB、CK-MB 和 CK-MM。正常人血清中无 CK-BB 同工酶，CK-MB 含量甚微，只有 CK-MM 存在于正常人血清中，其主要来自骨骼肌。CK-MB 在心肌细胞内含量较高，对判断心肌损伤的临床特异性较高，可用于较早期诊断 AMI，也可用于估计梗死范围大小或再梗死，对心肌微小损伤不敏感。CK-MB 浓度可于发病 3～8 h 开始升高，9～30 h 达高峰，之后逐渐下降，48～72 h 后降至正常。血清 CK-MB 活性与心肌梗死的程度成正比。

（2）AST：虽然 AST 在心肌细胞活性最高，但其在肝细胞、骨骼肌和肾组织等中也有很高的活性，心肌特异性较差。AST 浓度增高可见于剧烈体育活动后、标本溶血、肝病、消化系统疾病、传染性及感染性疾病、心血管疾病、风湿病、甲状腺功能亢进症、网织细胞瘤、妊娠期高血压等，也可因服用异烟肼、卡马西平、避孕药等导致。

（3）LDH 及其同工酶：广泛存在于机体的各组织中，其中以心肌、骨骼肌和肾内含量最为丰富，在其他部分组织及红细胞中的含量也较为丰富。因此，LDH 及其同工酶的浓度对诊断具有较高的敏感度，但特异度不高。LDH1 在心肌细胞中的含量较高，具有一定的特异性。LDH1 浓度增高可见于心肌损伤、急性心肌梗死、心肌病、溶血性贫血、恶性贫血、肺栓塞等，而且 LDH1 浓度＞LDH2。LDH1/总 LDH 的比值对急性心肌梗死的诊断阳性率和可靠性优于单纯测定 LDH1 或 CK-MB。病毒性和风湿性心肌炎及克山病心肌损害等患者的血清 LDH 同工酶的改变与心肌梗死相似。LDH1/LDH2 比值＞1 还可见于溶血性贫血、恶性贫血、镰状细胞贫血、肾损伤、肾皮质梗死、心肌损伤性疾病、心脏瓣膜病等。

（4）肌钙蛋白（cardiac troponin，cTn）：cTn 是诊断心肌损伤最特异和敏感的首选标志物。在 AMI 发生后 3～6 h，cTn 浓度开始升高，14～20 h 达到高峰，cTn 超过参考区间上限结合心肌缺血证据即可诊断 AMI。对于部分不能通过心电图改变判断的、无临床典型症状的微小心肌损伤患者，cTnI/cTnT 的检测是目前最佳的辅助诊断指标。cTn 还可用于溶栓治疗的疗效判断。cTn 在 90 min 时冠状动脉再灌注平均指数显著大于 CK-MB，是判断 AMI 溶栓治疗是否出现再灌注的良好指标。

（5）肌红蛋白（myoglobin，MYO）：MYO 在心肌损伤 1～4 h 开始升高，6～12 h 达峰值，是敏感的心肌损伤早期标志物，亦可用于心肌再梗死的诊断。胸闷、压榨性疼痛发生后 6 h 内 MYO 浓度不升高可排除 AMI 诊断。但其特异性不高，当横纹肌损伤、挤压综合征、甲状腺功能减退和肾衰竭时，MYO 无法经由肾代谢，亦可见其浓度升高。严重应激状态下也可导致 MYO 浓度升高，如高热、肾衰竭、癫痫、心导管术、外科手术、严重心衰及休克等。

【参考文献】

［1］王兰兰. 心肌标志物的分类和临床应用［J］. 国外医学·临床生物化学与检验学分册，2004，25（5）：385-386.

［2］颜晓强. 血清心肌损伤标志物对 AMI 的诊断价值［J］. 中国实用医药，2010，5（3）：106-107.

［3］中华医学会，中华医学会杂志社，中华医学会全科医学分会，等. 非 ST 段抬高型急性冠状动脉综合征基层诊疗指南（2019 年）［J］. 中华全科医师杂志，2021，20（1）：6-13.

［4］SAENGER A K, JAFFE A S. Requiem for a heavyweight：the demise of creatine kinase-MB［J］. Circulation，2008，118（21）：2200-2206.

［5］ALVIN M D, JAFFE A S, ZIEGELSTEIN R C, et al. Eliminating creatine kinase-myocardial band testing in suspected acute coronary syndrome：a value-based quality improvement［J］. JAMA Intern Med，2017，177（10）：1508-1512.

ADVIA2400 生化分析仪设置项目检测线性范围及超线性自动稀释功能

案例介绍

患者，男性，71岁，因巨球蛋白血症就诊于血液科。检测 IgM 为 10.52 g/L，临床医师反馈进行血液滤过后效果不明显，检验科工作人员通过仪器查看结果未见异常。但将标本稀释后复查结果显示 IgM 浓度很高，血液滤过后有下降但下降幅度不大。该患者虽然 IgM 不正常，但临床发现含量如此高并不常见，需提高特殊患者结果的多方面分析能力。检测结果超出项目检测线性范围，需进行稀释后方可得到准确结果。但手动稀释操作复杂，且手动操作误差较大，而生化室检测项目多，如出现超线性范围检测结果，容易被忽略，导致检测结果不准确。

经此事件后，生化室决定将 ADVIA2400 生化分析仪上现有检测项目设置项目线性范围，线性范围依照项目性能验证结果进行设置。当检测结果超出预设的线性范围时会出现标记为"H"的报警，仪器会启动自动稀释模式，对样本进行 10 倍稀释后再次 1 进行检测，并将检测结果自动计算后上传至实验室信息系统中。仪器设置完毕后，将手工稀释与仪器稀释结果进行比对，误差在允许范围之内，证明仪器自动稀释结果准确。进行此设置后，仪器可以识别超出线性范围的结果，同时仪器自动稀释误差比手动稀释小，且减少工作人员手动稀释的工作量；此外，仪器自动计算稀释后的检测结果，避免人工计算出现误差。

【案例分析】

随着医院、科室的不断发展，患者数量不断增多，患者病种多样性的不断增加，检测项目也日益增多，实验室工作人员的工作量也在逐渐加大。在工作量日渐增多的情况下，保证检测结果的准确性是实验室工作人员的首要任务。如果异常的检测结果没有被识别出，会导致错误检测报告的发出，从而影响患者疾病的诊断和治疗。通过充分利用仪器现有功能，利用仪器系统去识别异常的检测结果，做出相应的提示，并进行下一步处理，从而减少工作人员的工作量，也能减少人为操作带来的误差，提高工作效率，保证检测结果的准确。

【知识拓展】

1. 保证生化系统的完整性与有效性的方法

（1）分析系统的性能核实：如果实验室采用的检测系统具有溯源性，并已被多家实验室广泛运用，实验室只核实该系统已被认可的性能，即进行核实实验。只需进行精密度、准确度实验，用以说明该系统可以得到与厂家报告一致的精密度和准确度，并与该系统的其他用户一致。

（2）分析系统的性能验证：如果实验室所购置的分析系统为近期引进，分析性能厂家已详细评价过，并被生产商所在的国家有关监督机构认可并获得生产许可，且获得我国国家药品监督管理局进口许可，则实验室使用该系统检测患者标本前，应对系统的基本性能进行评估。性能评估主要包括精密度、准确度和结果可报告范围 3 个性能实验，来证实该系统具有预期水平和达到应有的结果。

（3）分析系统的性能评价：一个新的分析系统或对原有分析系统组分的任何改变都必须对该系统的性能进行全面评估和评价。必须包括精密度、准确度、可报告范围、分析敏感度、分析特异度、参考区间等项目。这些可由厂家承担，但实验室需对厂家提供的结果进行确认或核实。

2. 巨球蛋白血症

巨球蛋白血症是指某些克隆性淋巴细胞增生性疾病和浆细胞病导致 IgM 单克隆蛋白过量产生。原发性巨球蛋白血症患者血中 IgM 量多 > 10.0 g/L。该病临床表现为与造血组织或其他组织浸润相关的症状，如贫血、淋巴结肿大、肝大、脾大等；和/或与血液中单克隆 IgM 蛋白相关的症状，如高黏滞血症、周围神经病。

多达 30% 的患者可见高黏滞血症相关症状，并引起神经系统疾病，如视物模糊或视功能丧失、头痛、眩晕、眼球震颤、头晕、耳鸣、突发性聋、复视或共济失调；伴有贫血时，高黏滞血症和相关血浆扩容可诱发或加重心力衰竭。患者就诊时血清 IgM 越高，越易更快发生症状性高黏滞血症，而症状性高黏滞血症属于医疗急症，需及时进行血浆置换处理。IgM 因分子较大而被限制主要存于血管内，通过血浆置换可快速去除循环中的 IgM，从而快速缓解症状。血浆置换是高黏滞综合征的一线治疗，并且对于 IgM 高水平（通常＞4000 mg/dl）患者，可在给予利妥昔单抗之前使用，以预防 IgM 反跳。

【参考文献】

［1］蔡永梅，刘京，毛东英，等. 非配套生化检测系统酶类项目吸光度阈值与自动稀释重测设定的临床应用［J］. 中国医学装备，2020，17（11）：39-42.

［2］罗梅，贺岩，张晓宇. 全自动生化分析仪参数设置与应用［J］. 国际检验医学杂志，2012，32（2）：222-223.

［3］黄新根，邵向东，徐彤慧. 全自动生化分析仪警示标志联合反应曲线进行结果分析［J］. 国际检验医学杂志，2012，33（8）：979-980.

［4］金宗华. 生化仪上高值 IgM 标本漏检原因分析［J］. 检验医学，2011，26（5）：358-358.

［5］ROYER R H, KOSHIOL J, GIAMBARRESI T R, et al. Differential characteristics of Waldenström macroglobulinemia according to patterns of familial aggregation［J］. Blood, 2010, 115（22）：4464-4471.

十一 肌钙蛋白 I 持续升高但临床无症状引发的思考

案例介绍

患者，男性，36 岁。发热咳嗽、咳痰 3 天，自觉气短，体温最高 39℃，2 天前来急诊科就诊。胸部 CT 显示左肺片状实变，诊断考虑为社区获得性肺炎，给予左氧氟沙星静脉滴注 2 天，患者体温无明显下降，为进一步治疗收入呼吸科。连续检测心肌标志物 3 次，结果见表 4-6。近 2 次 cTnI 浓度持续增高，而 MYO 和 CK-MB 2 个标志物一直处于正常范围内，患者无急性心肌梗死症状，心电图无明显变化；患者第 3 天下午于其他医院检测 cTnI，结果在参考范围内。临床医师对此提出疑问。

表 4-6 患者连续 3 次心肌标志物检测结果对比

项目	检测次数		
	第 1 次	第 2 次	第 3 次
cTnI/（ng/ml）	1.19	1.28	1.96
MYO/（ng/ml）	36	65	41
CK-MB/（U/L）	0.4	0.4	0.2

注：cTnI. 肌钙蛋白 I；MYO. 肌红蛋白；CK-MB. 肌酸激酶同工酶 MB。

【案例分析】

临床医师提出此疑问后，检验科工作人员首先找出患者的血标本进行复测，同时将同一样本送往使用相同检测系统的医院进行比对，结果显示 cTnI 浓度为 1.434 ng/ml，高于参考范围上限；随后送往使用不同检测系统的医院检测，cTnI 浓度为 0 ng/ml；同时厂家工程师用 PEG 沉淀后，cTnI 浓度为 1.400 ng/ml。分析得出，此次检测结果出现差异的可能是由于不同检测系统之间的差异造成；并且患者样本中可能存在干扰物质，不同检测系统对干扰物质的识别能力不同，导致结果出现差异。此患者检测类风湿因子、免疫球蛋白结果均正常，具体何种干扰物质干扰了检测结果，仍需进一步研究确认。同时此事件提示我们，检验科工作人员在面对临床疑问时，应积极查找原因，寻求解决方法。

【知识拓展】

1. cTn 是横纹肌收缩的一种调节蛋白，是骨骼肌和心肌的结构蛋白，由 I、T、C 3 个亚基组成，I 和 T 亚型具有心肌特异性。

2. cTn 是心肌损伤标志物，而非 AMI 标志物。连续监测有助于鉴别 AMI，心肌标志物出现升高或降低的变化是 AMI 的特点。慢性非缺血性心肌损伤时，释放 cTn 比较恒定，如果检测结果未发生明显变化，可以排除 AMI。

3. cTn 的检测存在假阳性，可能的干扰物包括类风湿因子、人抗鼠抗体、异嗜性抗体、M 蛋白，以及某些其他干扰物质。干扰物质干扰检测结果的特点为无明显动态变化，更换检测系统后结果正常，稀释检测不呈线性。

4. AMI 发生时，cTnI、MYO、CK-MBmass 浓度均会升高，且会随时间延长出现明显变化。不同时段联合检测 cTnI、MYO 和 CK-MBmass 可提高检测的敏感度和特异度。

【参考文献】

［1］THYGESEN K, ALPERT J S, JAFFE A S, et al. Fourth universal definition of myocardial infarction（2018）［J］. J Am Coll Cardiol, 2018, 72（18）: 2231-2264.

［2］AMMANN P, FEHR T, MINDER E I, et al. Elevation of troponin I in sepsis and septic shock［J］. Intensive Care Med, 2001, 27（6）: 965-969.

［3］AMMANN P, MAGGIORINI M, BERTEL O, et al. Troponin as a risk factor for mortality in critically ill patients without acute coronary syndromes［J］. J Am Coll Cardiol, 2003, 41（11）: 2004-2009.

［4］OMLAND T, PFEFFER M A, SOLOMON S D, et al. Prognostic value of cardiac troponin I measured with a highly sensitive assay in patients with stable coronary artery disease [J]. J Am Coll Cardiol, 2013, 61 (12): 1240-1249.

[5] Omland T, de Lemos J A, Sabatine M S, et al. A sensitive cardiac troponin T assay in stable coronary artery disease [J]. N Engl J Med, 2009, 361 (26): 2538-2547.

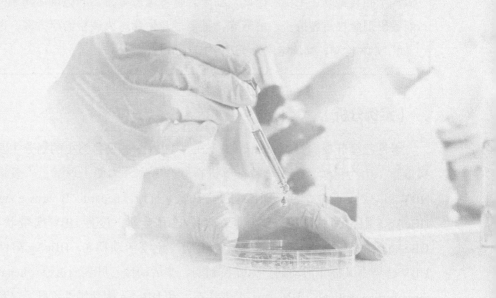

第五章
临床免疫学检验
实用案例

一 重症慢性乙型病毒性肝炎急性肝损伤的抢救

案例介绍

患者，男性，48 岁，患有慢性乙型病毒性肝炎（简称"乙肝"）。口服恩替卡韦 1 年半，自诉遵医嘱停用抗病毒药物，停药半年余。入院后查乙肝五项均为阳性。采静脉血检查肝功能，结果显示，ALT 2172 U/L ↑，AST 1880 U/L ↑，总胆红素（total bilirubin，TBil）98.3 μmol/L ↑，直接胆红素（direct bilirubin，DBil）76.0 μmol/L ↑，碱性磷酸酶（alkaline phosphatase，ALP）227 U/L ↑，LDH 518 U/L ↑。筛查肿瘤标志物结果显示，甲胎蛋白（α-fetoprotein，AFP）24.8 ng/ml ↑。腹部超声未提示弥漫性肝损伤表现，仅提示胆囊壁厚、毛糙。因此，临床医师考虑患者为乙肝病毒活动期，可能会出现急性重型肝炎、肝衰竭，甚至危及生命。为调整治疗方案，进行乙肝 DNA 检测，检测结果为 1.70×10^4 U/ml。

【案例分析】

慢性乙型肝炎病毒（hepatitis B virus，HBV）感染自然史的划分主要依据病毒学、生物化学及组织学特征等进行综合考虑。为便于理解，一般将慢性 HBV 感染划分为 4 个期，即乙型肝炎病毒 e 抗原（hepatitis B virus e antigen，HBeAg）阳性慢性 HBV 感染（又称免疫耐受期、慢性 HBV 携带状态），HBeAg 阳性慢性乙肝（又称免疫清除期、免疫活动期），HBeAg 阴性慢性 HBV 感染〔又称非活动期、免疫控制期、非活动性乙肝表面抗原（hepatitis B virus surface antigen，HBsAg）携带状态〕和 HBeAg 阴性慢性乙肝（又称再活动期）。

免疫活动期可发生 HBeAg 血清转化，出现急性发作的情况。急性发作时，检测指标急性恶化，如血清 ALT 浓度突然升高或间歇性升高，血清 HBV DNA 升高或波动，乙型肝炎病毒核心抗体（hepatitis B virus core antibody，抗 - HBc）IgM 滴度及血清 AFP 浓度增加。急性发作常见于男性患者，此情况可导致肝功能失代偿，少数情况下可出现肝功能衰竭，导致死亡。本案例患者入院时病情危重，随时可能出现急性重型肝炎、肝衰竭，此时生化、免疫、分子生物联合协作诊断，为此患者的救治节省了宝贵的时间。

【知识拓展】

乙肝常用实验室检查如下。

1. HBV 血清学检测　传统 HBV 血清学标志物包括 HBsAg、乙肝病毒表面抗体（hepatitis B virus surface antibody，抗 - HBs）、HBeAg、乙肝病毒 e 抗体（hepatitis B virus e antibody，抗 - HBe）、抗 - HBc 和抗 - HBc IgM。血清 HBsAg 可由共价闭合环状 DNA（covalently closed circularDNA，cccDNA）转录的 mRNA 翻译产生，也可由整合入宿主基因组的 HBV DNA 序列转录翻译而来。HBsAg 阳性表示 HBV 感染。抗 - HBs 为保护性抗体，其阳性表示具备 HBV 免疫力，见于乙肝康复期及接种乙肝疫苗者。抗 - HBc IgM 阳性多见于急性乙肝，慢性 HBV 感染急性发作也可呈低水平阳性。抗 - HBc 总抗体主要是抗 - HBc IgG，只要曾经感染过 HBV，无论病毒是否被清除，此抗体通常为阳性。HBsAg 定量检测已在临床中被广泛应用，其水平可反映疾病分期与疾病进展风险，也可用于指导重组人干扰素和聚乙二醇干扰素 α（Peg-IFN-α）治疗。

2. HBV 病毒学检测

（1）HBV DNA 定量：主要用于评估 HBV 感染者病毒复制水平，是抗病毒治疗适应证选择及疗效判断的重要指标。HBV DNA 定量采用实时定量 PCR。随着检测试剂敏感度的提高，目前定量下限可达 10 ～ 20 U/ml，甚至更低。对于筛查出的 HBsAg 阳性者，以及已经开始进行抗病毒治疗的慢性乙肝患者，采用高敏感度的实时定量 PCR 检测 HBV DNA，有助于检出低病毒载量患者，以便尽早开始抗病毒治疗或及时调整治疗方案。

（2）HBV 基因分型：目前，可鉴定出至少 9 种基因型和 1 种未定型，部分基因型可分数种基因亚型。检测 HBV 基因型有助于预测干扰素疗效，判断

（3）耐药突变株检测：HBV 可在慢性持续性感染过程中发生自然变异，也可因抗病毒药物治疗诱导而产生病毒变异，均可导致对抗病毒药物敏感性下降。

现已将血清 HBV DNA 的定性和定量检测用于评估慢性 HBV 感染者 HBV 复制和评估患者是否适合接受抗病毒治疗，并将抑制 HBV DNA 至 PCR 检测不到的水平作为治疗目标。《慢性乙型肝炎防治指南》（2022 年版）认为，依据血清 HBV DNA（推荐使用高敏感度检测技术）、ALT 水平和肝病严重程度，同时结合患者年龄、家族史和伴随疾病等因素，综合评估患者疾病进展风险，决定是否需启动抗病毒治疗。

乙肝病毒血清标志物检测就是人们常说的"乙肝五项"。在乙肝发展的不同时期，联合检测其标志物可能会出现不同的组合，常见组合模式及其临床意义见表 5-1。

表 5-1　乙肝病毒血清标志物组合模式及临床意义

乙肝病毒血清标志物						临床意义
HBsAg	抗-HBs	HBeAg	抗-HBe	抗-HBc IgG	抗-HBc IgM	
-	-	-	-	-	-	未接种疫苗；无 HBV 感染；不能排除隐匿性慢性乙肝或潜伏期感染
-	+	-	-	-	-	接种乙肝疫苗后；既往感染已恢复
+	-	-	+	+	-	HBsAg、抗-HBe、抗-HBc 阳性；急性 HBV 感染血清转换期；慢性 HBV 携带者；传染性低
+	-	+	-	+	-	HBsAg、HBeAg、抗-HBc 阳性；急性或慢性 HBV 感染期；传染性强
+	-	+	-	-	+	潜伏期或早期急性 HBV 感染；传染性强
-	-	-	-	-	+	早期 HBV 感染
+	-	-	-	+	-	HBV 携带者；HBeAg 变异
+	-	-	-	+	+	慢性 HBV 感染活动期

乙肝病毒血清标志物						临床意义
HBsAg	抗-HBs	HBeAg	抗-HBe	抗-HBc IgG	抗-HBc IgM	
+	−	−	+	+	+	慢性 HBV 感染活动期
+	−	+	−	+	+	急性 HBV 感染早期或慢性活动期，传染性强
+	−	+	+	+	−	慢性或急性 HBV 感染后 HBeAg 血清转换期，传染性低
+	+	+	−	+	−	不同亚型 HBV 感染；HBV 感染后 HBeAg 血清转换期
+	+	−	+	+	−	不同亚型 HBV 感染；HBV 感染后 HBeAg 血清转换期
−	+	−	−	+	−	HBV 感染后恢复
−	+	−	+	+	−	HBV 感染后恢复
−	−	−	+	+	−	曾经感染过或感染恢复期
−	−	−	−	+	−	曾经感染过
−	−	−	−	−	+	急性 HBV 感染窗口期或 S 基因突变
−	−	−	−	+	+	感染早期、低水平慢性感染或 S 基因突变
−	−	−	+	+	+	感染早期、低水平慢性感染或 S 基因突变

注：HBV. 乙型肝炎病毒；IIBsAg.HBV 表面抗原；抗-HBs. 乙型肝炎病毒表面抗体；HBeAg. 乙型肝炎病毒 e 抗原；抗-HBe. 乙型肝炎病毒 e 抗体；抗-HBc. 乙型肝炎病毒核心抗体；IgG. 免疫球蛋白 G；IgM. 免疫球蛋白 M。

【参考文献】

[1] HUI C K, LEUNG N, YUEN S T, et al. Natural history and disease progression in Chinese chronic hepatitis B patients in immune-tolerant phase [J]. Hepatology, 2007, 46(2): 395-401.

[2] European Association for the study of the Liver. EASL 2017 clinical practice guidelines on the management of hepatitis B virus infection [J]. J Hepatol, 2017, 67(2): 370-398.

[3] MARUYAMA T, IINO S, KOIKE K, et al. Serology of acute exacerbation in chronic

hepatitis B virus infection［J］. Gastroenterology, 1993, 105（4）: 1141-1151.

［4］ ZHANG M, ZHANG Z S, IMAMURA M, et al. Infection courses, virological features and IFN-α responses of HBV genotypes in cell culture and animal models［J］. J Hepatol, 2021, 75（6）: 1335-1345.

［5］ RAJORIYA N, COMBET C, ZOULIM F, et al. How viral genetic variants and genotypes influence disease and treatment outcome of chronic hepatitis B.Time for an individualised approach?［J］. J Hepatol, 2017, 67（6）: 1281-1297.

［6］ 中华医学会肝病学分会. 扩大慢性乙型肝炎抗病毒治疗的专家意见［J］. 中华肝脏病杂志, 2022, 30（2）: 131-136.

二 乙型肝炎病毒表面抗原阳性不一定是乙肝患者

案例介绍

　　患者，女性。妊娠初期检测肝炎相关指标，乙肝五项检测结果为 HBsAg 0.15 U/ml（阳性），其余四项均为阴性。患者否认既往感染及接触乙肝感染者，并且无乏力、黄疸、食欲减退等临床表现，肝功能、凝血功能正常。晚期妊娠时，患者遵医嘱复查 HBsAg，结果为 2.35 U/ml，滴度不降低，反而升高。超速离心后复测结果依旧。因该检测结果影响患者晚期妊娠的医学处理，为排除方法学问题，与患者沟通后，重新采血送至技术总公司，应用乙肝表面抗原确认试剂盒（特异性乙肝病毒表面抗原中和试验）进行检测，同时进行乙肝病毒荧光定量 PCR 的基因检测；确认实验回报，乙肝病毒表面抗原中和试验结果为"不确定"，但乙肝病毒 DNA 定量检测低于最低拷贝数。与患者沟通，出现此结果有可能是受目前患者身体特殊状态影响，乙肝病毒感染证据不足，建议其定期复查。

【案例分析】

利用化学发光微粒免疫分析法检测 HBsAg 是利用化学发光微粒子免疫测定法（chemiluminescent micro-particle immunoassay，CMIA），通过两步免疫测定法，定量检测人血清或血浆中的 HBsAg。因 CMIA 具有很好的特异度，以及较高的敏感度和重复性，被认为是免疫检测的"金标准"。有研究报道，在 CMIA 测得的 113 例阳性标本中，经确认试验阳性数为 103 例，确认阳性率为 91.2%。CMIA 假阳性标本表面抗原定量值为 0.05 ～ 0.12 U/ml，提示对于弱阳性结果需要做确认试验以保证试验的正确性。

病毒性肝炎的诊断包括临床症状、体征、辅助检查及对治疗的反应等，检验方面的诊断仍需要诸多检验结果的支持，如仅为单一项目阳性则不能确诊，多种检验项目联合检测有助于疾病的诊断。本案例的患者为妊娠期女性，妊娠期间体内激素分泌异常，化学发光法的敏感度较高，不排除假阳性可能，应嘱患者密切随访注意其滴度变化。

【知识拓展】

1. 乙肝相关检测项目 包括但不限于以下项目。

（1）乙肝血清标志物检测：包括 HBsAg、抗-HBs、HBeAg、抗-HBe、抗-HBc 和抗-HBc IgM。每项应报告确切的阴性或阳性结果，定量方法检测结果还应报告具体的检测数值，以及参考范围。定量检测 HBsAg 和抗-HBc IgM 的报告还应包括滴度。

（2）乙肝病毒核酸定量检测：应报告具体数值、检测方法和检测下限。建议使用 U/ml 作为结果单位。例如，乙肝病毒核酸定量为 1×10^6 U/ml。阴性结果应描述为"未检测到"或"低于检测下限"。

（3）乙肝病毒分型检测：检验结果需明确描述所检测的基因型，应至少包括国内最常见的 *B*、*C* 及 *D* 基因型。混合感染者报告所有检测到的病毒基因型。

（4）乙肝病毒耐药突变检测：基因变异的检验结果需明确描述所检验的基因位点和/或变异位点，覆盖常用药物的耐药靶点。在报告解释中说明检测位点对应的抗病毒药物。

（5）生物化学肝功能检测：血清酶学测定（ALT、AST、γ-谷氨酰转移酶、

ALP 等）；血清蛋白质检测（血清总蛋白、白蛋白、球蛋白等）；胆红素代谢检测（TBil、DBil、间接胆红素）等。

（6）凝血功能检测：包括凝血酶原时间、凝血酶原活动度、国际标准化比值、纤维蛋白原、活化部分凝血活酶时间、凝血酶时间等。

（7）肝癌的肿瘤标志物检测：AFP、维生素 K 缺乏或拮抗剂-Ⅱ诱导的蛋白质（又称异常凝血酶原）等。

2. 乙肝诊断标准 　检验诊断需依据血清乙肝标志物、乙肝病毒载量检测结果等做出诊断或结论。如不能作出明确诊断，则在报告结论中进行描述，或提出进一步检查的建议等。应由具备资质的医师或授权签字人审核后，方可签发报告。如可明确诊断，按照以下诊断标准对患者进行诊断性描述。

（1）急性乙肝是指近期感染乙肝病毒，并且引起机体免疫应答性肝组织发炎的病变。诊断标准：①近期出现无其他原因可解释的乏力和消化道症状，可有尿黄、眼巩膜黄染和皮肤黄疸；②肝生化指标检测异常，主要是血清 ALT 和 AST 浓度升高，可有血清胆红素升高；③ HBsAg 阳性；④有明确证据表明 6 个月内曾检测血清 HBsAg 为阴性；⑤抗 HBc-IgM 阳性 1∶1000 以上；⑥肝组织学符合急性病毒性肝炎改变；⑦恢复期血清 HBsAg 阴转，抗-HBs 转阳。同时符合以上诊断标准中的①和③，或同时符合②和③可诊断为疑似急性乙肝。疑似病例同时符合④，或疑似病例同时符合⑤，或疑似病例同时符合⑥，或疑似病例同时符合⑦，可诊断为确诊急性乙肝患者。

（2）慢性乙肝指临床诊断既往有乙肝病史或 HBsAg 阳性超过 6 个月者。同时符合以下中的①和③，或同时符合②和③，或同时符合②和④可诊断为疑似慢性乙肝。确诊慢性乙肝病例符合下列任何 1 项可诊断：同时符合①④⑥，同时符合①⑤⑥，同时符合②④⑥、同时符合②⑤⑥。诊断标准：①急性 HBV 感染超过 6 个月 HBsAg 仍为阳性或发现 HBsAg 阳性超过 6 个月；② HBsAg 阳性持续时间不详，抗 HBc-IgM 阴性；③慢性肝病患者的体征，如肝病面容、肝掌、蜘蛛痣、肝大、脾大等；④血清 ALT 浓度反复或持续升高，可有血浆白蛋白浓度降低和 / 或球蛋白浓度升高，或胆红素浓度升高等；⑤肝病理学有慢性病毒性肝炎特点；⑥血清 HBeAg 阳性或可检出 HBV DNA，并排除其他导致 ALT 浓度升高的原因。

【参考文献】

[1] 刘冀珑，乔惠理，邓泽沛. 化学发光免疫技术［J］. 化学通报，2000，63（7）：49-53.

[2] 马连学，李艳菊，魏巍. 化学发光微粒免疫法和酶联免疫吸附法检测乙肝表面抗原的结果对比分析［J］. 中国实用医药，2014，3（9）：89-90.

[3] 中国医师协会检验医师分会. 乙型病毒性肝炎检验诊断报告模式专家共识［J］. 中华医学杂志，2017，97（18）：1363-1368.

[4] 中华人民共和国卫生部. 乙型病毒性肝炎诊断标准：WS299—2008［S］. 北京：人民卫生出版社，2009.

[5] 中华医学会肝病学分会，中华医学会感染病学分会. 慢性乙型肝炎防治指南（2015更新版）［J］. 中华肝脏病杂志，2015，23（12）：888-905.

三 糖类抗原 125 检测是否可用于男性

案例介绍

患者，男性，45岁。该患者拿着一张肿瘤标志物组合的报告单很生气地质问检验科："我是一名男性，为什么给我发了女性的报告？你们一定是搞错了。"检验科工作人员询问缘由得知，该患者既往为肝癌患者，已手术切除，目前在术后复查过程中，需监测肿瘤标志物以便观察治疗效果。当其看到报告单上检测项目有糖类抗原125（carbohydrate antigen 125，CA125）（61.3 U/ml）时十分担忧，在网上查询后认为CA125是女性卵巢癌的标志物，不应给他进行检查，故认为所发报告并非他本人的，而是其他女性患者的。

【案例分析】

普通人对肿瘤标志物的了解有多少？遇到本案例中的患者，检验科工作人员应该怎么解释呢？CA125 真的只能作为女性患者的检测指标吗？

患者就诊医院所开设的肿瘤标志物组合里包括的项目有 CA125、CA19-9、癌胚抗原（carcinoembryonic antigen，CEA）、AFP 及鳞癌相关抗原（squamous cancinoma- associated antigen，SCC），肿瘤标志物本身是没有性别之分的，也即男性和女性均可进行检测。其中 CA125 是一组高分子糖蛋白，主要含半乳糖、N- 乙酰氨基葡萄糖和 N- 乙酰氨基半乳糖链，蛋白部分富含丝氨酸。CA125 存在于胚胎发育中的体腔上皮细胞中，于出生后数小时消失。正常情况下，CA125 不能进入血液循环，因此，在健康人和大多数良性疾病中，CA125 的含量甚微。在恶性肿瘤生长和转移过程中，以及部分非肿瘤疾病病情进展时，CA125 可进入血液循环和各种体液中而出现高表达。血清 CA125 检测常广泛应用于卵巢癌的筛查、诊断、病程监测、预后和治疗等方面，联合多种肿瘤标志物能极大提高对卵巢癌的诊断和鉴别诊断。但研究发现，CA125 在肝硬化、急性胰腺炎、心力衰竭、慢性阻塞性肺疾病患者中也会出现升高，各类消化系统肿瘤血清中 CA125 的浓度也均有不同程度升高，肝癌组升高最为显著，故其还被认为是一种较好的诊断原发性肝癌的标志物。同时，血清 CA125 检测有助于鉴别胃肠道良恶性病变。消化道恶性肿瘤伴远处转移时，血清 CA125 浓度升高更显著。经以上分析可得知，CA125 并不仅用于女性患者监测和评估卵巢癌，本案例的患者为肝癌术后患者，监测 CA125 有助于判断其病情发展，而并非误将其他女性患者的报告发给他。

向患者详细解释后，其原本的担忧消失并连忙道歉。其实，肿瘤标志物在很多人的印象中都存在误区，认为肿瘤检测项目是存在器官特异性的，其实不然。因此，加强对检验项目的科学普及和理解迫在眉睫。每项检测都有其特定的临床意义，切莫断章取义，遇到问题可及时咨询相关医疗卫生人员，以免造成误会。

【参考文献】

[1] Yin B W, Lloyd K O. Molecular cloning of the CA125 ovarian cancer antigen：Identification as a new mucin, MUC16 [J]. J Biol Chem, 2001, 276（29）: 27371-

27375.

[2] 余剑英, 李菁. 血清 CA242、CA125、CA199 含量对消化系肿瘤的诊断价值 [J]. 实用预防医学, 2005, 12 (4): 787-788.

[3] 郭花, 朱金水, 朱励, 等. 肿瘤标志物对胃癌诊断应用价值的比较 [J]. 中国临床医学, 2009, 16 (3): 369-371.

[4] 张升勤. 多项肿瘤标志物检测对消化系统恶性肿瘤的诊断价值 [J]. 中国实用医药, 2008, 3 (35): 47.

[5] BAST R C Jr, FEENEY M, LAZARUS H, et al. Reactivity of a monoclonal antibody with human ovarian carcinoma [J]. J Clin Invest, 1981, 68 (5): 1331-1337.

[6] BAST R C Jr, KLUG T L, ST JOHN E, et al. A radio immunoassay using a monoclonal antibody to monitor the course of epithelial ovarian cancer [J]. N Engl J Med, 1983, 309 (15): 883-887.

[7] Canney P A, Moore M, Wilkinson P M, et al. Ovarian cancer antigen CA125: a prospective clinical assessment of its role as a tumor marker [J]. Br J Cancer, 1984, 50 (6): 765-769.

[8] 吴华芹, 张井璇, 李雨濛, 等. 慢性心力衰竭病人血清 CA125 水平与心功能的相关性研究 [J]. 中西医结合心脑血管病杂志, 2019, 18 (18): 2955-2958.

四 糖类抗原 19-9 升高不一定是肿瘤

案例介绍

某住院患者在常规入院检查中检测肿瘤标志物, 结果显示, CA19-9 > 700 U/ml。在审核该结果时发现该患者既往并无该项目结果异常升高的情况, 复查后, 结果同前。该日室内质控在控, 血清也无溶血、凝块等异常; 查看患者住院资料发现, 患者因 "急性胆囊炎" 收住入院, 入院后给予禁食水、静脉输液、抗炎等治疗，并无特殊。部分急性胆囊炎患者可能存在CA19-9浓度升高，但大于上限者并不多见。在发现结果异常后，检验师立即与临床医师沟通该患者肿瘤标志物异常升高的情况，是否考虑合并恶性肿瘤，或采血对象错误。临床医师了解情况后表示，目前该患者为急性胆囊炎合并胆道梗阻，已行经内镜逆行胆胰管成像（endoscopic retrograde cholangiopancreatography，ERCP）进行再通，根据临床表现及术中所见，仍考虑为炎性刺激引起的 CA19-9 异常升高。同时活检组织已送病理，快速冷冻切片病理结果支持炎症表现。

【案例分析】

CA19-9 是由肿瘤细胞和组织异常表达的糖类蛋白肿瘤标志物，在组织中表达为单唾液酸神经节苷脂，在血清中以唾液黏蛋白形式存在，广泛分布于肝、胰腺、胆管上皮等位置。CA19-9 在胰腺癌、肝癌、胃癌等消化道肿瘤中异常升高。目前有研究显示，血清肿瘤标志物 CA19-9 不仅表达于肿瘤细胞中，也可显著表达于多种良性疾病，包括胆道疾病、糖尿病、棘球蚴病等。Sheen-Chen 等的研究报道了 1 例胆总管结石合并梗阻性黄疸发生急性胆管炎的患者，在取出胆总管结石前血清 CA19-9 含量很高，在取石后急性胆管炎症状缓解，CA19-9 含量迅速降低，证明 CA19-9 可作为急性胆管炎的辅助观察指标。

梗阻性黄疸急性胆管炎患者血清 CA19-9 含量升高的原因可能为：① CA19-9 产生于胆管上皮细胞，炎症刺激胆管上皮细胞增生，继而促进胆管上皮细胞分泌更多的 CA19-9 及其他炎性介质；②梗阻的发生会加大胆管压力，促使胆汁逆流入血；③炎症刺激下胆管壁增厚，胆道系统对 CA19-9、炎性介质的清除能力降低，从而使胆管压力升高，胆管壁通透性也因胆管压力升高而增大，进一步促进胆汁逆流入血，形成恶性循环。与急性胆管炎伴发的 CA19-9 升高幅度和持续时间相比，恶性肿瘤直接释放 CA19-9，血清 CA19-9 含量升高幅度更加明显，持续时间也更长。因此，临床发现患者 CA19-9 异常升高时，在排除恶性肿瘤可能的情况下，应及时考虑急性胆管炎的发生。

CA19-9可见于肺良性疾病、慢性胰腺炎、胆石症、肝炎、肝硬化等，也可用于消化系统肿瘤尤其是胰腺癌和胆管癌等的诊断、病程评估和复发转移监测等。

【参考文献】

[1] 姚金翠，刘巧玲. 子宫内膜异位症患者血清糖类抗原-125、人附睾分泌蛋白-4、糖类抗原-199表达情况及其临床意义分析［J］. 中国妇幼保健，2017，32（12）：2608-2610.

[2] 周艳珍，李红霞，李爱华，等. 多种肿瘤标志物联合诊断肺癌的价值分析［J］. 疑难病杂志，2018，17（1）：18-21.

[3] SHEEN-CHEN S M, SUN C K, LIU Y W, et al. Extremely elevated CA19-9 in acute cholangitis［J］. Dig Dis Sci, 2007, 52（11）: 3140-3142.

[4] 徐彩虹，陈俊. 恩度联合静脉化疗对晚期非小细胞肺癌肿瘤标志物和新生血管的影响［J］. 中国慢性病预防与控制，2018，26（2）：124-127.

[5] 代伟伟，刘正新，徐宝宏. 肝硬化和肝癌患者血清CA125、CA199、AFP和CEA水平变化［J］. 实用肝脏病杂志，2017，20（1）：81-84.

五 促甲状腺激素减低同时伴三碘甲腺原氨酸减低是甲状腺功能减退还是亢进

案例介绍

在临床诊疗过程中，甲状腺功能异常患者经常需要定期监测"甲功五项"［包括总甲状腺素（total thyroxine，TT_4）、总三碘甲腺原氨酸（total triiodothyronine，TT_3）、促甲状腺激素（thyroid-stimulating hormone，TSH）、游离T_3（free triiodothyronine，FT_3）、游离T_4（free thyroxine，FT_4）

的测定〕来判断治疗效果，并根据检测结果进行药物的调整。甲功五项的常见用途如下。

1. TT_4 甲状腺功能减退症（简称"甲减"）患者的血清 TT_4 全部降低，这是判定甲状腺功能最基本的筛选试验。

2. TT_3 临床意义基本同 T_4。T_3 的测定对甲状腺功能亢进症（简称"甲亢"）的诊断，以及对甲亢治疗后复发的监测比 T_4 更为敏感，TT_3 是 T_3 型甲亢的特异性诊断指标，甲减患者血中 T_3 的降低滞后于 T_4 的降低。低 T_3 综合征时，伴有反 T_3（rT_3）明显增高，TSH 不增高，可与甲减相鉴别。T_3 的测定同样受甲状腺结合球蛋白（thyroid-binding globulin，TBG）的影响。

3. FT_3 和 FT_4 甲减患者血清中的 FT_3 和 FT_4 明显降低，符合率达100%，是确诊甲减最理想的指标。

4. TSH 是诊断原发性甲减常用的敏感度较高的指标，对轻度和早期甲减诊断有较大的临床诊断价值。当遇到 TSH 降低同时伴 T_3 降低时，排除检测方面的干扰外，该如何向临床医师解释？查阅相关文献后发现，这种情况通常见于正常甲状腺功能病态综合征（euthyroid sick syndrome，ESS），又称非甲状腺疾病综合征（nonthyroidal illness syndrome，NTIS）。

【案例分析】

ESS 是指由于严重的非甲状腺的全身性疾病、手术和禁食等原因导致的甲状腺功能检测异常而甲状腺本身并无病变的一组临床综合征。常见原因包括感染性疾病、脓毒血症、各种外科手术、头部外伤、慢性退行性疾病、心力衰竭、呼吸衰竭、代谢性疾病、异体骨髓移植、糖尿病、营养不良、饥饿、结缔组织病，以及精神性疾病，应用大剂量激素治疗时也可能导致 ESS。动态观察血清甲状腺激素浓度的变化可作为某些疾病观察病情、判断预后的非特异性指标之一。ESS 是各种疾病状态下机体出现的一种自我保护机制，在甲状腺激素中，T_3 主要参与机体的分解代谢，故严重疾病时血清 T_3 水平降低，有利于减慢心、肝、肾及肌肉组织的分解代谢。ESS 与疾病的严重程度相关，随着非甲状腺疾病病情的加重，血清 T_3 和 T_4 水平均下降；随着原发病的改善或应激因素的去除，即出现血清 T_3、T_4 水平回升。ESS 的甲状腺功能异常包括低 T_3 综合征、低 T_3 和 T_4 综合征、高 T_4 综合征及其他异常。其中低 T_3 综合征最常见，其特点是血清 T_3 水平降低，而甲状腺本身功能正常。ESS 缺乏特异性的临床表现，主要靠实验室检查来确诊，临床上要注意鉴别 ESS 和存在甲状腺疾病的患者，在除外甲减、垂体功能低下的情况后，甲状腺检测结果异常可诊断为 ESS。目前，推荐的检查项目包括 T_3、T_4、TSH、FT_3、FT_4、rT_3。典型的改变是 T_3 水平下降，rT_3 水平升高，T_4 水平正常或降低，TSH 水平正常或轻度降低。

【知识拓展】

TSH 作用降低会导致 T_4 和 T_3 的合成与分泌减少，TSH 的分泌则代偿性增加。此类患者无甲状腺肿但有甲状腺发育不良，这与 TSH 在甲状腺生长中的主导作用相符。虽然 TSH 受体基因突变并不少见，但其很少引起严重的先天性甲减。

部分严重的非甲状腺严重系统性疾病患者的 T_3 浓度下降，FT_3 也会下降，但下降幅度稍小。在一些复杂的甲亢患者中，T_3 浓度可能会以最小量增加，或正常，或降低。

【参考文献】

［1］BOSSONE S, COSSI S, MARENGONI A, et al. Low T_3 syndrome and outcome in elderly hospitalized geriatric patients［J］. J Endocrino Invest, 2002, 25（10 suppl）: 73-74.

［2］ABRAMOWICZ M J, DUPREZ L, PARMA J, et al. Familial congenital hypothyroidism due to inactivating mutation of the thyrotropin receptor causing profound hypoplasia of the thyroid gland［J］. J Clin Invest, 1997, 99（12）: 3018-3024.

［3］托马斯. 临床实验诊断学：实验结果的应用和评估［M］. 吕元，朱汉民，沈霞，等译. 上海：上海科技出版社，2004.

［4］Liu H, Li Y, Mao Y. Local lymph node recurrence after cen-tral neck dissection in papillary thyroid cancers: a meta analysis［J］. Eur Ann Otorhinolaryngol Head Neck Dis, 2019, 136（6）: 481-487.

［5］傅迎霞，张羽，朱红，等. 甲状腺乳头状癌颈侧区淋巴结转移的危险因素及影像

诊断价值评估［J］. 医学影像学杂志, 2021, 31（8）: 1287-1292.

［6］LIU C X, XIAO C, CHEN J J, et al. Risk factor analysis for predic-ting cervical lymph node metastasis in papillary thyroid carcinoma：a study of 966 patients［J］. BMC Cancer, 2019, 19（1）: 622.

六 IgE 和变应原检测联合诊断特应性皮炎

案例介绍

患者，男性，13 岁。以"皮疹 2 年伴皮肤瘙痒"为主诉至医院就诊。曾口服药物治疗效果不佳，否认过敏史。体格检查可见其耳郭四肢红色斑丘疹，丘疱疹融合成片，伴渗出糜烂。血液检查结果显示，IgE 2492 ng/ml（参考值范围 0 ~ 240 ng/ml）；血常规检测显示，嗜酸性粒细胞的百分比为 6.4%；变应原检测（蛋白质印迹法）结果，艾蒿 ≥ 100.0 kU/L、普通豚草 35.0 kU/L、猫毛 28.0 kU/L、狗上皮 38.5 kU/L。变应原检测的参考范围及其临床意义见表 5-2。

表 5-2　变应原检测的参考范围及其临床意义

参考范围 /（kU/L）	临床意义
＜ 0.35	未检出特异性抗体
0.35 ~ 0.70	极低抗体滴度。通常无临床症状，但比较敏感
0.70 ~ 3.50	低抗体滴度。若在该类别的上限，则通常有临床症状
3.50 ~ 17.50	特异性抗体滴度明显。通常出现临床症状
17.50 ~ 50.00	高滴度的特异性抗体。总是出现临床症状
50.00 ~ 100.00	特异性抗体滴度很高
≥ 100.00	特异性抗体滴度很高

【案例分析】

超敏反应是指一种对异物的产生的异常的、过高的免疫应答。这些异物通常无害，但在超敏反应患者中可发生强烈的反应。特应性反应具有遗传倾向，可发展为超敏反应，如过敏性哮喘、变应性鼻炎和皮炎（包括特应性湿疹）。最常见的超敏反应为Ⅰ型超敏反应，其特征是形成特异性IgE抗体。一旦与变应原接触，很快就会产生如发红、水肿及瘙痒等症状，故此类型超敏反应也称为速发型超敏反应。在工业化国家，超过15%的人有速发型超敏反应。

超敏反应发生的主要特点包括：①反应速度较快，即发生得快，消退得也快；②常引起生理功能紊乱，但不会对组织和细胞造成严重损害；③具有个体差异和遗传因素。除遗传易感性外，还有其他非遗传因素，如接触变应原、营养状况、慢性疾病或急性病毒感染，均在超敏反应中发挥一定作用。

变应原又称过敏原，引起机体发生超敏反应的物质统称为变应原，大致分为以下几种：①吸入类，如尘螨/粉尘螨、屋尘、杨树/柳树/榆树花粉、艾蒿、豚草、猫毛、狗毛、葎草、点青霉/烟曲霉等；②食物类，如花生、大豆、小麦、贝类、鱼、牛奶、蛋类和坚果等；③其他，如耳环、手表、皮带、紫外线、香精等皮肤直接接触类。

随着人们生活水平的提高，全球超敏性疾病患者越来越多，轻者超敏反应仅引起皮肤表面异常症状，重则可危及生命。若发现有超敏反应症状，需查出变应原才可避免再次接触此类物质而过敏。针对超敏反应可进行皮肤试验、变应原检测和IgE抗体浓度等检查。此案例中的患者虽未进行皮肤试验，但IgE抗体浓度明显增高，变应原检测中也发现艾蒿、普通豚草、猫毛、狗上皮这4项明显增高，说明此患者发生皮疹的主要原因可能为过敏，在今后生活中应避免接触此4类物质。

【参考文献】

［1］ BOULAY M E，BOULET L P. The relationships between atopy，rhinitis and asthma：pathophysiological considerations［J］. Curr Opin Allergy Clin Immunol，2003，3（1）：51-55.

［2］ WERFEL T. Skin manifestations in food allergy［J］. Allergy，2001，56 Suppl 67：

98-101.

[3] GIANNETTI A, PESSION A, BETTINI I, et al. IgE mediated shellfish allergy in children-a review [J]. Nutrients, 2023, 15 (14): 3112.

[4] 姜楠楠，向莉. 婴幼儿严重过敏反应的临床特征 [J]. 中华临床免疫和变态反应杂志, 2020, 14 (5): 447-456.

七 体检发现糖类抗原 242 升高引发患者焦虑

案例介绍

患者，女性，24 岁。既往体健，无基础病，无不适症状。在一次例行体检中发现糖类抗原 242（CA242）含量升高，患者很焦虑，认为肿瘤标志物升高就怀疑自己得了癌症，反复给体检中心护士打电话咨询。检验师第一时间与患者取得联系，首先安抚患者情绪，告知其检测流程，检验人员会进行质控以保证检测数据准确可靠，如发现异常结果，会首先查看血清状态，并进行复检，复检结果一致后发出报告。该患者的检测结果仅比参考值略高（22.5 U/ml），检验师告知其导致 CA242 升高的因素有很多，并不具有器官特异性，也不一定为癌症，肿瘤因素和非肿瘤因素都有可能使其升高，要综合其他指标共同解读。检验师对患者进行耐心解释及一些医学知识的普及后，患者表示理解，并对检验师的解释表示感谢。

【案例分析】

CA242 是一种黏蛋白，是以人结直肠癌细胞系 COLD 205 免疫，通过杂交瘤技术获得单克隆抗体 C242 所识别的肿瘤相关抗原，具有唾液酸化的糖类结构，可识别 CA50 和 CA19-9 的决定簇。CA242 存在于正常的胰腺及结直肠黏膜中，正常时表达量低。血清中 CA242 在非鳞状组织恶性肿瘤中比鳞癌的水平高，可用于胰腺、结直肠癌患者的辅助诊断和治疗监测。CA242 的参考值 < 20 U/ml。当 CA242 的测定值超过正常值 3 倍时，可认为是高危因素，应高度怀疑是否存在消化系统恶性肿瘤，需结合患者症状和体征，选择进一步行胰腺、肝胆系统的强化 CT 或进一步行肠镜检查等。如果 CA242 仅为轻度升高，并不一定是肿瘤性疾病所导致，也可能与胆管炎、胆囊炎、胰腺炎、结肠炎等良性病变有关，临床不能单凭 CA242 升高来明确病变的性质。

【知识拓展】

CA242 常在消化道恶性肿瘤患者中异常增高，而在许多良性疾病如胰腺炎、结肠炎、慢性肝炎、肝硬化等中很少升高或升高甚微。因此，对消化道恶性肿瘤（如胰腺癌、肝癌、胃癌等），特别是对胰腺癌诊断的特异度高（90%）。在胰腺癌、结直肠癌中分别有 86%、62% 的阳性检出率，对肺癌、乳腺癌也有一定的阳性检出率。CA242 诊断食管癌的敏感度仅为 9.1%，表明该项标志物检测不适用于鳞状细胞癌的检测。

随着医疗技术的改革发展，临床已加强对肿瘤标志物的研究。肿瘤标志物是一种化学类物质，能反映肿瘤是否存在。在健康情况下，肿瘤标志物不在正常组织中，只存在于胚胎组织中；或是相对于正常组织来说，肿瘤患者的肿瘤组织中肿瘤标志物明显升高。肿瘤标志物会在一定程度上反映肿瘤的性质，帮助医疗人员了解患者肿瘤的细胞功能，从而判断患者肿瘤的预后情况，并及时针对预后不好患者的情况制订相关治疗措施。近年来，临床上主要探讨了一种特异指标来对肿瘤进行靶向判断。目前，越来越多的肿瘤标志物联合检测用于判断胃癌患者的预后，从而提高患者的治疗效果。

【参考文献】

[1] 尚红，王毓三，申子瑜. 全国临床检验操作规程 [M]. 4 版. 北京：人民卫生出版社，2015.

[2] 丛玉龙，尹一兵，陈瑜. 检验医学高级教程 [M]. 2 版. 北京：科学出版社，2022.

[3] 张建清. 血清多种肿瘤标志物与血脂指标联合检测在结直肠癌患者中的诊断价值 [J]. 临床检验杂志（电子版），2020，9（2）：148-150.

［4］米立波，蔡亮，马研慧. CA724、CEA、CA242、CA199 肿瘤标志物联合检验在胃癌中的诊断价值［J］. 实用癌症杂志，2016，22（14）：73-75.

［5］金鹏，杨浪，苏惠，等. 高清胃镜下早期胃癌筛检策略初探［J］. 中华消化内镜杂志，2021，38（1）：24-32.

［6］魏颖. 胃癌应用 CA724、CEA、CA242、CA199 肿瘤标志物联合检验的价值分析［J］. 中国医药科学，2015，5（11）：128-130.

八 过敏导致小宝宝体重不增加

案例介绍

　　检验师在儿科值班时接诊了 1 例 8 个月大的婴儿。该患儿很瘦小，以营养元素缺乏就诊。家长说患儿从 6 个多月开始间断腹泻，粪便常规检测除了有脂肪球（+）外，并无红细胞、白细胞升高等感染征象，隐血试验阴性，轮状病毒抗体阴性。1 个月来，患儿吃蒙脱石散和枯草杆菌二联活菌颗粒来缓解腹泻症状。因腹泻次数多，患儿体重处于中等偏下的水平，此次是为开药而来。听闻此状，刚升级为妈妈的检验师感同身受，宝宝生病不舒服，家人都十分焦虑。后来与家长交谈过程中发现，患儿目前是混合喂养，故初步推断有可能是其对奶粉中某种成分不耐受，建议给患儿采血做一个变应原检测。追踪检测结果发现，患儿对牛奶蛋白的测试结果为 0.54（正常应 < 0.35），为致敏状态；后将检测结果反馈至儿科医师，儿科医师回复与其预期一致，并非常感谢检验科的建议。

【案例分析】

　　了解儿童时期食物过敏的自然史，对于管理这些疾病的患者至关重要。食物过敏自然史包括有关过敏获得性、过敏消失可能性及其通常持续时间的信息。

　　食物过敏通常始于生命的前2年。例如，2岁前对某些食物（如牛奶、鸡蛋）过敏，到童年或青春期通常就不会再过敏；如果对花生、坚果类过敏，则更有可能持续到成年期，或者可能在儿童期后期或成年期发展。食物过敏是指对食物的异常免疫反应，导致人体在接触该食物时出现症状。这些反应可由针对激活肥大细胞和嗜碱性粒细胞的特定食物蛋白的IgE抗体介导，也可由涉及嗜酸性粒细胞或T细胞的其他细胞过程引起。

　　术语"致敏"用于表示存在针对特定抗原的IgE（"阳性"试验），如通过体内［皮肤点刺试验（skin prick test，SPT）］或体外［荧光酶免疫分析（fluorometric enzyme immunoassay analysis，FEIA）］检测到的IgE。一项对挪威3623例从出生至2岁的儿童进行的前瞻性研究评估了家长报告的食物不良反应。儿童家长每6个月完成1次问卷调查。结果显示，2岁时食物不良反应的累计发生率为35%。牛奶、水果（尤其是柑橘和草莓）和蔬菜（尤其是番茄）占所有反应报告的近2/3，牛奶过敏的累计发生率为12%。家长报告的其他有问题的食物包括鸡蛋（4.4%）、鱼（3.0%）、坚果（2.1%）和谷物（1.4%）。食物不良反应的总体持续时间很短，约2/3的不良反应在发生后6个月内得到解决。大多数这些反应持续时间较短的可能解释是婴幼儿中常见的刺激性、非免疫性食物反应。对食物敏感或已确认IgE介导的食物过敏幼儿比非过敏同龄人更容易在之后患上变应性鼻炎和哮喘。多项研究已注意到早期食物过敏与后来的特应性呼吸系统疾病之间的关联，并且与在特应性皮炎患者中观察到的结果相似。大多数儿童的食物过敏会随时间的推移而消失，其解决过程会因不同的食物和个体而异。食物过敏患儿必须由儿科医师和过敏专家定期随访，以确保其生长发育正常。咨询营养师有助于进一步了解避免变应原，以及有充足的食物替代品。过敏专家应审查所有意外暴露和食物反应，以确保避免措施充分，过敏反应得到及时识别和适当治疗。肾上腺素自动注射器是最新的并且在所有环境中（如果适用）可供儿童使用，并且患者和护理人员应当了解管理计划，并对未导致反应的意外接触进行评估。

【参考文献】

［1］EGGESBØ M，HALVORSEN R，TAMBS K，et al. Prevalence of parentally perceived adverse reactions to food in young children [J]. Pediatr Allergy Immunol, 1999, 10 (2): 122-132.

[2] EGGESBØ M, BOTTEN G, HALVORSEN R, et al. The prevalence of CMA/CMPI in young children: the validity of parentally perceived reactions in a population-based study [J]. Allergy, 2001, 56(5): 393-402.

[3] EGGESBØ M, BOTTEN G, HALVORSEN R, et al. The prevalence of allergy to egg: a population-based study in young children [J]. Allergy, 2001, 56(5): 403-411.

[4] 孙君, 乔辉. 血清 IgE 联合 IgG 检测在小儿过敏性疾病诊断中应用价值 [J]. 社区医学杂志, 2021, 19(1): 40-43.

九 1例丙型病毒性肝炎灰区与临床科室的沟通

案例介绍

患者, 女性, 65 岁。高血压病史 20 余年, 尿蛋白阳性 38 年, 规律血液透析 17 年。曾于甲医院行肾穿刺诊断为狼疮性肾炎, 应用激素治疗 (具体不详), 后血肌酐水平逐渐升高。17 年前行右上肢自体静脉内瘘手术, 内瘘成熟后开始进行规律透析, 以及纠正肾性贫血、肾性骨病、代谢性酸中毒等慢性肾脏病一体化治疗。该患者于 2021 年和 2022 年分别于同一检验科 (甲医院) 采血检查甲型、乙型、丙型肝炎病毒, 测得丙型肝炎病毒抗体 (hepatitis C virus antibody, 抗 -HCV) 弱阳性, 定量结果分别为 3.52 和 2.38 (灰区为 1 ~ 5), 丙型肝炎病毒 (hepatitis C virus, HCV) 核酸 RNA 阴性 ($< 1.00 \times 10^3$ U/ml); 但之后去乙医院检测, 抗 -HCV 竟为阴性。对此, 甲医院检验师进行了跟踪, 检测抗 -HCV 采用的是免疫化学发光仪 A, 检测方法为化学发光微粒子免疫测定 (CMIA), 而乙医院使用免疫检测仪

器 B，检测方法为电化学发光免疫测定（ECLIA）。检测血清抗 -HCV 是目前较常用的早期诊断丙肝的手段之一，ECLIA 的工作原理是通过电磁作用使免疫反应复合体化学发光，并通过光电倍增器测量发光强度仪器自动将标本产生的光电信号与从抗 -HCV Ⅱ定标液得出的截断值（cut off value）相比较得到检测结果。CMIA 的工作原理是采用两步法免疫检测，运用化学发光微粒子免疫检测技术，定性测定人血清和血浆中的抗 -HCV。2 种方法检测时诊断范围均较广，操作均较为简单，均为全自动化操作，操作时间较短，优势较多。但有研究表明，以上 2 种方法间存在显著性差异，不具可比性。因此，甲医院检验科建议，血液透析室患者一旦出现表面抗原转阳、抗 -HCV 阳性，应按危急值报告并登记，并将化验单标红。由于抗 -HCV 参考范围数值 1～5 S/CO 为灰区，检验科又与临床沟通讨论，最终将肾内科及血液透析室患者抗 -HCV 数值确定在 1～5 S/CO，由原来的弱阳性改为灰区报告结果，且按危急值报告处理。

【案例分析】

HCV 是一种经血液传播的病毒。血清学研究中检测重组抗 -HCV，将 HCV 确定为引起大部分血源性和社区获得性非甲型非乙型肝炎的原因。抗 -HCV 的存在提示个体可能已经感染 HCV，或携带感染性 HCV 和 / 或传播 HCV。虽然大部分个体无症状，但 HCV 感染可能发展为慢性肝炎、肝硬化，可能增加罹患肝细胞癌的风险。ARCHITECT 抗 -HCV 项目用于检测 HCV 基因组中已知的结构蛋白抗体和非结构蛋白抗体。检测结果应与病史和其他肝炎标志物结合，用于急性或慢性 HCV 感染的诊断。

慢性 HCV 感染是肾功能损伤患者的常见问题之一。慢性 HCV 感染与某些肾小球疾病密切相关，并且可能为因果关系，这些疾病包括混合型冷球蛋白血症、膜增生性肾小球肾炎，可能还有膜性肾病。在一般人群中，HCV 还与蛋白尿、新发慢性肾脏病（chronic kidney disease，CKD）、进展性 CKD 和终末期肾病（end-stage kidney disease，ESKD）相关。此外，与健康人群相比，抗 -HCV 在血液透析患者中的阳性率更高，提示透析患者感染 HCV 的风险可能更高。

本实验室目前采用 CMIA 来定性测定人血清和血浆中的抗 -HCV，以辅助诊断 HCV 感染。CMIA 对抗 -HCV 的阳性检出率明显高于 ECLIA（$P < 0.05$）。但需注意的是，不管何种检测方法均无法 100% 确保样本中包含低量抗 -HCV。故在窗口早期，即便检测结果为阴性也不能排除 HCV 感染可能。

【知识拓展】

HCV 是输血后肝炎和散发性非甲型非乙型肝炎的主要病原，HCV 感染可导致慢性肝炎、肝硬化和肝细胞癌等多种肝脏疾病。抗 -HCV 是判断 HCV 感染的重要标志之一。抗 -HCV 阳性而血清中无 HCV RNA 提示既往感染，在血清中检测不到 HCV RNA 并不意味着肝无病毒复制。

对于维持性血液透析患者，改善全球肾脏病预后组织（Kidney Disease：Improving Global Outcomes，KDIGO）的 HCV 指南推荐每 6 个月筛查 1 次。

与免疫功能正常的患者相比，血液透析患者、移植受者和晚期 HIV 感染者的抗体检测假阴性率可能更高。因此，即使这些患者的抗 -HCV 检测为阴性，尤其是患者存在转氨酶升高或其他慢性肝炎相关情况时，也可行 HCV RNA 检测来评估是否存在 HCV 感染。接受 HCV 感染连续筛查的患者（如维持性血液透析患者），如果无近期暴露，在抗 -HCV 检测为阴性的情况下可能无须重复检测 HCV RNA 水平。

【参考文献】

［1］尚红，王毓三，申子瑜. 全国临床检验操作规程［M］. 4 版. 北京：人民卫生出版社，2015.

［2］薛海玲，曾昭伟，孙兰菊，等. 化学发光微粒子免疫分析法、酶联免疫吸附法在丙肝病毒抗体检测中的应用对比观察［J］. 山东医药，2019，59（21）：46-50.

［3］武国超. 分析化学发光法和酶联免疫法在丙肝病毒抗体检测中的价值［J］. 中国医疗器械信息，2021，27（11）：155-156.

✚ 不同试剂检测人类免疫缺陷病毒的结果为何不同

案例介绍

患者，女性，49岁，入院常规进行人类免疫缺陷病毒（human immuno-deficiency virus, HIV）和梅毒螺旋体检查。当天实验室使用A（代称）试剂盒（抗原抗体双检测系统）的HIV抗原抗体联合检测试剂盒（HIV四代试剂盒）进行检测，结果现实，光密度（optical density，OD）值为1.1014，CutOff值为0.1294；使用相同试剂复查OD值为2.1568，CutOff值为0.1289；4天后使用相同试剂复查OD值为1.9845，CutOff值为0.1287。6天后使用A试剂盒的HIV四代试剂盒复查OD值为2.1559，CutOff值为0.1244；但使用B（代称）试剂盒（ELISA）的HIV四代试剂盒复查OD值为0.0054，CutOff值为0.0956。依据《全国艾滋病检测技术规范》要求，不同厂家的试剂结果为一阴一阳也应送区疾病预防控制中心进行做确证实验。与临床医师联系收集患者基本资料，填写HIV抗体复检化验单，并将患者标本一同于第7天送区疾病预防控制中心进行确证实验，最后确证为阴性结果。

【案例分析】

患者标本经过本实验室3名工作人员进行了4次检测，3次使用A试剂盒的结果为阳性，1次使用B试剂盒的结果为阴性。其间联系A试剂的工程师拿到公司实验室进行复检A试剂盒结果仍为阳性，蛋白质印迹法确证实验为阴性结果。与工程师多次沟通，最后考虑患者血清中的某种物质与A试剂盒的生物素发生反应，产生放大效应，使结果呈现出假阳性结果。患者有无肿瘤、内分泌系统疾病、自身免疫性疾病等因素会造成假阳性结果的出现。

经过此次事件，实验室组长对试剂进行改进。如再次出现 A 试剂阳性，即用 B 试剂复检、金标法佐证。与患者沟通时要与患者本人联系，并注意沟通方式、方法，不将初筛结果告知患者以外的亲属或朋友，以免引起不必要的纠纷。

【知识拓展】

目前，可用于诊断 HIV 感染的检测指标主要为 HIV 抗体（ELISA、HIV-1/HIV-2 鉴别检测、蛋白质印迹法检测）、HIV RNA（定性或定量）。筛查性检测方法包括单纯 HIV 抗体检测和 HIV 抗原抗体联合检测。单纯 HIV 抗体检测包括仅可在实验室检测 ELISA 和快速检测方法，快速检测可在 20 min 内出结果，其对诊断慢性感染者的准确性、敏感度和特异度均很高，但仍有漏诊的可能，仅可在实验室检测 ELISA 的敏感度高于快速抗体检测。与单纯 HIV 抗体检测相比，第四代 HIV 抗原抗体联合检测能同时检出 HIV 抗体和 HIV p24 抗原，敏感度和特异度接近 100%，诊断急性感染的敏感度优于单纯 HIV 抗体检测。

HIV 确证实验包括 HIV-1/HIV-2 鉴别免疫检测、蛋白质印迹法检测和病毒检测。HIV-1/HIV-2 鉴别免疫检测是目前首选的确证试验方法。其是一种快速实验室检测方法，通常用于确认第四代联合检测的阳性结果，并用于区分 HIV-1 与 HIV-2 感染。但数年来，针对 ELISA 检测结果为阳性的标本，诊所和医院实验室仍会将标本送至参考实验室进行蛋白质印迹法检测。虽然蛋白质印迹法检测为确证实验，但其检测耗时长，鉴别 HIV-1 与 HIV-2 需采用不同的蛋白质印迹法，并且无法可靠地测定 O 亚型病毒。在 HIV 抗体阳性前进行病毒检测，即可能得到阳性结果，最常用的方法是检测 HIV-RNA 或 HIV p24 抗原，血浆 HIV RNA 可通过定性或定量技术进行检测，HIV p24 抗原检测最常作为第四代抗体/抗原联合检测的一环。

HIV 的结果解读：①阳性标准是指 HIV 抗原抗体联合检测或 ELISA 筛查结果为阳性，随后确证实验结果也为阳性；②阴性标准为 HIV 抗原抗体联合检测或 ELISA 筛查结果为阴性；③结果不确定是指 HIV 抗原抗体联合检测或 ELISA 筛查结果为阳性，但确证实验结果不确定或为阴性。此外，还应注意假阳性或假阴性结果，其可能原因包括：①患者 HIV 抗体缺失或水平低下，因共存疾病而出现交叉反应抗体；②检测系统本身敏感度低，无法检出某些 HIV 亚型，或者检测期间实验室误差。由于 HIV 抗原抗体联合检测结合了 p24 抗原检测，故与 ELISA 检测相比，前者假阴性概率降低，但也无法完全消除假阴性结果。

【参考文献】

［1］尚红，王毓三，申子瑜. 全国临床检验操作规程［M］. 4 版. 北京：人民卫生出版社，2015.

［2］张凤桐. HIV 早期感染检测诊断中不同 HIV 抗原 / 抗体检测方法的应用［J］. 中国医药指南，2020，18（33）：88-89.

［3］郝丽. 三种不同免疫检验方法检测抗 HIV 结果可靠性的比照观察［J］. 中国医药指南，2018，16（27）：28-29.

［4］吕毅，邵树军，董晓锋. 恶性肿瘤患者 HIV 感染分析［J］. 郑州大学学报（医学版），2005，40（4）：765.

［5］黄水荣. ELISA 检测 HBsAg 抗 -HCV 抗 -HIV 及抗 -TP 的结果分析［J］. 基层医学论坛，2018，22（29）：4158-4159.

第六章

分子生物学
实用案例

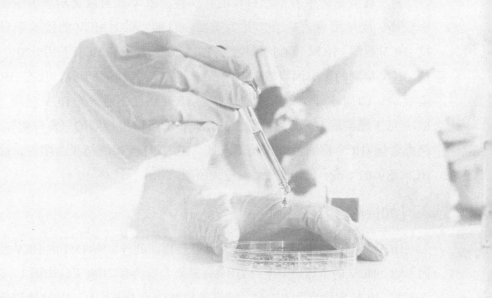

一 丙型肝炎病毒抗体与 RNA 检测相结合

案例介绍

患者，男性，43 岁。血液透析室采血进行丙型肝炎病毒抗体（抗 -HCV）检测，结果显示，抗 -HCV 弱阳性（2.68 S/CO）处于检测灰区（1～5 S/CO）。患者重新采血后复测，抗 -HCV 检测结果仍为弱阳性（2.12 S/CO）。为避免漏诊，又对患者进行 HCV RNA 检测，结果显示 HCV RNA 阴性。

【案例分析】

由于血液透析患者治疗过程的特殊性，HCV 在血液透析患者中的感染率较高，故早发现、早治疗尤为重要。目前，针对 HCV 的检验项目包括抗 -HCV 检测、HCV 核心抗原检测、HCV RNA 检测和 HCV 基因分型。其中，抗 -HCV 检测的影响因素较多，包括球蛋白、类风湿因子等，且抗 -HCV 感染后 6～12 周才可检测到，因此，抗 -HCV 阴性不能排除 HCV 感染。HCV RNA 可于感染后 1～2 周可检测到，此方法可缩短检测的"窗口期"。本案例患者抗 -HCV 检测值处于检测灰区，HCV RNA 检测结果为阴性，诊断为 HCV 感染的证据不足，建议后续连续监测。

【知识拓展】

HCV 主要通过血液、性传播及母婴传播。此外，有 15% 的 HCV 感染原因不明。HCV 的全球感染率约为 1%，感染人口约有 7100 万。中国 1～59 岁人群抗 -HCV 阳性率为 0.43%，感染人口数约为 560 万人。HCV 感染常用的筛查手段是检测患者的抗 -HCV 水平，实验室主要采用化学发光免疫法进行检测，其具有快速、敏感度和特异度高等特点。人体感染 HCV 产生抗 -HCV

需要 4～10 周的时间，抗 -HCV 检测无法发现"窗口期"患者；此外，该方法存在少量非特异性反应造成的假阳性。核酸扩增技术 PCR 可检测血液中 HCV RNA 片段的含量，判断是否存在 HCV 现行感染及病毒活跃程度。HCV RNA 是 HCV 感染人体的确认指标，也可作为抗病毒治疗的监测指标。HCV RNA 通常在 HCV 病毒感染 4 天后就可以检测到，但也存在少量患者 HCV RNA 水平低于试剂检出限而不易检出的情况。

【参考文献】

[1] 喻娓. 丙型肝炎抗体的检测与丙型肝炎病毒核糖核酸定量及丙氨酸氨基转移酶的关系探讨［J］. 实用医技杂志，2021，28（6）：792-795.

[2] 袁梁，张明新，张韶娅，等. 丙型肝炎病毒抗体阳性患者 HCV- RNA 与 ALT 结果分析［J］. 标记免疫分析与临床，2022，29（5）：736-741.

[3] SARA G, MATTHEW Z, TIM B, et al. Measuring hazards of undetectable viral load among hepatitis C antibody positive residents of a large Southern California County［J］. Health Serv Res Manag Epidemiol, 2021, 8: 23333928211066181.

[4] SHAIKH O S, ROGAL S, MALIK A, et al. Liver transplant from increased-risk donors in the Era of direct-acting antivirals for hepatitis C［J］. Exp Clin Transplant, 2020, 18（5）: 605-611.

[5] MUKHERJEE R, BURNS A, RODDEN D, et al. Diagnosis and management of hepatitis C virus infection［J］. J Lab Autom, 2015, 20（5）: 519-538.

二 结核分枝杆菌复合群阳性

案例介绍

    患者，男性，71岁。主诉"咳嗽、咳痰伴有胸闷、憋气5天"，收入医院呼吸内科。此患者特点为老年男性，慢性病程，急性加重。患者无明显诱因出现咳嗽、咳白痰，每天4～5口，痰无异味；伴有右侧卧位时胸闷、憋气，平卧及活动时均无明显憋气症状；无发热、乏力、盗汗；无胸痛、咯血；无少尿及双下肢水肿；无鼻塞、流涕、咽痛、口角疱疹；无外伤。初步诊断中怀疑肺结核可能。

    入院后辅助进行常规检查：①血常规检测结果显示，白细胞计数为9.2×10^9/L，嗜中性粒细胞百分数为60.7%，C反应蛋白升高（8.9 mg/L），血红蛋白为155 g/L，血小板计数为363×10^9/L；②胸部CT平扫显示，双肺上叶肺气肿，右肺陈旧性病变及树芽征，纵隔、双侧肺门淋巴结稍大、钙化，右侧胸腔积液，肝囊肿可能。

    由于考虑既往陈旧性肺结核，不除外结核复发，故还进行旧结核菌素（old tuberculin，OT）试验、痰和胸腔积液抗酸染色、痰和胸腔积液细菌培养和鉴定、痰和胸腔积液结核基因检测。检测结果如下。

    1. 细菌培养结果　痰真菌涂片结果报告为"未见真菌"，痰抗酸染色结果报告为"未找到抗酸杆菌"。胸腔积液抗酸染色结果报告为"未找到抗酸杆菌"。痰采样进行细菌培养加鉴定，结果报告为"甲型溶血性链球菌（口腔内正常菌群）"和"奈瑟氏菌属（口腔内正常菌群）"。

    2. OT试验　结果为阴性。

    3. 结核分枝杆菌复合群核酸检测　采用环介导等温扩增（loop-mediated isothermal amplification，LAMP），结果显示，痰标本阳性，胸腔积液标本阴性。

4. 静脉血标本检测 免疫球蛋白 IgE 5096.0 ng/ml↑，ADA 9.6 U/L，降钙素原 < 0.02 ng/ml。

5. 胸腔积液生化 ADA 26.5 U/L，葡萄糖 5.2 mmol/L，总蛋白 51.4 g/L，LDH 248 U/L，氯离子 107.3 mmol/L，均在参考范围内。

6. 胸腔积液常规 黄色微混，蛋白定性结果为阳性；白细胞计数为 $1300×10^6$/L，其中多核细胞占 20%，单个核细胞占 80%。

【案例分析】

患者有咳嗽、咳白痰、胸闷的呼吸道感染症状；胸部影像学检查显示有胸腔积液，淋巴结肿大和钙化；痰标本结核分枝杆菌复合群核酸检测结果为阳性；胸腔积液常规检测也提示胸腔感染。根据 WS 288-2017《肺结核诊断标准》，该患者被诊断为肺结核。下面对该患者采用的检验方法进行优缺点分析。

1. 抗酸杆菌涂片镜检 抗酸杆菌涂片镜检的敏感度很低，仅为 22% ～ 78%。阴性的抗酸杆菌涂片镜检结果并不能排除结核分枝杆菌感染，因痰中抗酸杆菌的检测限仅为每毫升痰 5000 ～ 10 000 条菌，故该患者抗酸杆菌涂片结果为阴性不能排除采样原因和该方法敏感度低导致。有研究显示，随机痰检测抗酸杆菌的阳性率低于晨痰。

2. 细菌培养 细菌培养是鉴定结核分枝杆菌的"金标准"，但也会因多种原因而导致假阴性结果。该患者的痰培养结果均为口腔内正常菌群，主要原因可能是标本质量差，患者留痰未严格按要求留痰、杂菌过多，抑制了结核分枝杆菌的生长。

3. 结核菌素皮肤试验（tuberculin skin test，TST） TST 是在左前臂皮内注射纯蛋白衍生物（purified protein derivative，PPD），结果以皮肤硬结为准。但 TST 阴性并不能排除结核分枝杆菌感染，在变态反应前期、免疫系统受干扰、免疫功能低下（重症结核病、肿瘤、结节病、艾滋病等）等情况下可出现假阴性反应。该患者免疫球蛋白 IgE 检测结果明显升高，说明患者体内存在变态反应的可能；同时，胸部 CT 平扫显示纵隔淋巴结肿大，这些均可能是导致该患者 TST 试验结果出现阴性的原因。

4. 分子检测技术 分子检测技术通过检测特异性基因可实现快速诊断，这对于生长缓慢和难以培养的细菌尤为重要。结核分枝杆菌复合群核酸检测采用 LAMP 法，检测结核分枝杆菌上的保守基因 IS6110 和 gyrB，其中 IS6110 是结核分枝杆菌复合群中最丰富的序列，只存在于结核分枝杆菌复合群中。结核分枝杆菌复合群核酸检测诊断结核病的敏感度为 93%，特异度为 94%。该患者痰标本结核分枝杆菌复合群核酸检测结果阳性，而其余结核分枝杆菌相关检测试验均为阴性，这也是由于分子检测技术的高敏感度提高了检测效率。

综上所述，肺结核诊断原因明确，但由于临床表现可能不典型，会给诊断带来困难。因此，需要结合多种试验方法来明确诊断。传统的结核分枝杆菌检测方法干扰因素较多，可采用新近研究的结核分枝杆菌核酸检测方法来提高检测效率。同时，为快速诊断结核病，避免延误治疗，研究者也倡议通过进行护理点检测早期发现结核病。

【参考文献】

[1] 中华人民共和国国家卫生和计划生育委员会. 肺结核诊断标准（WS 288-2017）[J]. 新发传染病电子杂志, 2018, 3（1）: 59-61.

[2] 卢洪洲, 钱雪琴, 黄海荣. 结核病实验室检测与图解 [M]. 上海: 上海科学技术出版社, 2021.

[3] 王姝. 晨痰和随机痰在检测抗酸杆菌中的差别分析 [J]. 医学理论与实践, 2022, 35（23）: 4083-4085.

[4] 温雅, 杜焰家, 黄娟, 等. 痰 TB-DNA、分枝杆菌核酸、涂片找抗酸杆菌及血 T-SPOT.TB 试验对肺结核的诊断价值研究 [J]. 广州医药, 2021, 52（2）: 80-83.

[5] 李梅, 马荣, 郑松. 不同检测技术在肺结核中的诊断效能分析 [J]. 临床肺科杂志, 2023, 28（2）: 177-182.

[6] LIU C, FAN L C, ZHANG J S, et al. Performance of TB-LAMP in the diagnosis of tuberculous empyema using samples obtained from pleural decortication [J]. Front Med（Lausanne）, 2022, 9: 879772.

[7] WAHID M H, SJAHRURACHMAN A, SITORUS A H, et al. The role of TB-LAMP method in detecting mycobacterium tuberculosis from sputum of patients suspected of

having pulmonary tuberculosis [J]. Acta Med Indones, 2020, 52（4）: 352-359.

[8] DENG Y, DUAN Y F, GAO S P, et al. Comparison of LAMP, GeneXpert, mycobacterial culture, smear microscopy, TSPOT.TB, TBAg/PHA ratio for diagnosis of pulmonary tuberculosis [J]. Curr Med Sci, 2021, 41（5）: 1023-1028.

[9] TAYAL D, SETHI P, JAIN P. Point-of-care test for tuberculosis: a boon in diagnosis [J]. Monaldi Arch Chest Dis, 2023, 94（1）: 37114932.

三 结核分枝杆菌芯片检测阳性分析

案例介绍

患者，男性，29 岁，以"发热 2 天"为主诉入住呼吸内科。患者 2 天前劳累后出现发热，体温最高 39.0℃，发热前有畏寒，无明显寒战，有全身肌肉酸痛、乏力，发热时头痛、头晕明显，有咳嗽，干咳为主，伴有咽痛，无盗汗、咯血，无胸痛，无呼吸困难，无鼻塞、流涕、口角疱疹，无恶心、呕吐，无腹痛、腹泻，无尿频、尿急、尿痛，无意识障碍等。自行服用"酚麻美敏"后头晕、头痛可缓解，但体温降而复升。为查明病因，入院后进行影像学和医学检验方面的相关检查，结果如下。

1. 入院后初步辅助检查结果

（1）胸部 CT 平扫结果：右肺下叶沿支气管走行团片状斑片影，边缘模糊，部分实变影内可见空洞影；脂肪肝。

（2）静脉血血常规检测结果：白细胞计数 13.8×10^9/L ↑，中性粒细胞计数 11.5×10^9/L ↑，中性粒细胞百分数 82.9% ↑，C 反应蛋白 65.6 mg/L ↑，血红蛋白 164 g/L，血小板计数 169×10^9/L。

根据初步检查结果，初步诊断为肺部感染、肺脓肿、脂肪肝，但需与肺结核和肺部真菌感染进行进一步鉴别诊断。给予患者头孢噻肟钠、舒巴坦钠、哌拉西林舒巴坦联合左氧氟沙星抗感染治疗，患者临床症状得到改善；但复查胸部 CT 提示右下肺实变及空洞较前增大，初始治疗影像显示吸收不佳。因此，进一步检查寻找病因。

2. 进一步检查结果分析

（1）静脉血生化检测结果：ADA 21.9 U/L ↑，超敏 C 反应蛋白 78.39 mg/L ↑。

（2）细菌涂片和培养

1）痰标本：细菌涂片，大量革兰氏阴性杆菌，少量革兰氏阳性球菌；真菌涂片，未见真菌；抗酸染色，未找到抗酸杆菌；细菌培养 + 鉴定，口腔内正常菌群。

2）支气管吸取物和 BALF 标本：细菌涂片，未见细菌；真菌涂片，未见真菌；抗酸染色，未找到抗酸杆菌；细菌和真菌培养，未见生长。

（3）BALF 细胞计数及分类：未见异常。

（4）病原菌核酸检测

1）呼吸道病毒核酸六联检：均为阴性。此项检查包括甲型流感病毒、乙型流感病毒、呼吸道合胞病毒、腺病毒、副流感病毒Ⅰ型、副流感病毒Ⅲ型检测。

2）呼吸道病原菌核酸检测（基因芯片）：结核分枝杆菌阳性，其余均阴性。此检查包括肺炎链球菌、金黄色葡萄球菌、肺炎克雷伯菌、铜绿假单胞菌、鲍曼不动杆菌、嗜麦芽窄食单胞菌、流感嗜血杆菌、耐甲氧西林葡萄球菌检测。

3）高通量测序（high-throughput sequencing，HTS）：结核分枝杆菌核酸检测结果为阳性。

【案例分析】

患者有肺部感染症状，但抗感染治疗效果差，同时呼吸道病原菌核酸检测结果为结核分枝杆菌阳性，HTS 结果为结核分枝杆菌核酸检测阳性。因此，考虑该患者为肺结核。

该患者临床表现不典型，传统辅助检查结果均不能提示为肺结核，而采用 PCR 检测提示存在肺结核感染。此类患者可先进行 PCR 检测，如基因芯片和 HTS，进而缩短检查时间，提高诊疗效率。

【参考文献】

[1] 中华人民共和国国家卫生和计划生育委员会. 肺结核诊断标准（WS 288-2017）
　　[J]. 新发传染病电子杂志，2018，3（1）：59-61.

[2] 卢洪洲，钱雪琴，黄海荣. 结核病实验室检测与图解［M］. 上海：上海科学技
　　术出版社，2021.

[3] 唐柳生，廖光付，周明，等. 基因芯片法和涂片法在肺部感染分枝杆菌诊断中的
　　应用评价［J］. 检验医学与临床，2019，16（23）：3464-3466.

四 EB 病毒核酸检测的意义

案例介绍

患者，男性，34 岁。咽痛、乏力，无发热。血常规检测结果显示，白细胞计数 13.6×10^9/L ↑，淋巴细胞计数 8.5×10^9/L ↑，单核细胞计数 0.9×10^9/L，血红蛋白 151 g/L，血小板计数 70×10^9/L ↓，偶见异常淋巴细胞，以"白细胞增多"收入院。入院后出现发热；体格检查可见双侧扁桃体 Ⅱ 度肿大，双侧扁桃体有脓苔，脾大。彩色多普勒超声检查显示，双侧淋巴结肿大，双侧腋窝下淋巴结可见，双侧腹股沟淋巴结可见。骨髓病理显示，骨髓轻度增生，造血成分约占 60%，原始造血细胞未见显著增多，三系造血细胞均可见，粒红比例尚可，巨核细胞易见，2～10 个/HP，间质淋巴细胞、浆细胞增多，伴多灶性聚集。生化检测结果显示，ALT 104.5 U/L ↑，AST 83.4 U/L ↑，γ- 谷氨酰转肽酶 66 U/L ↑，LDH 491 U/L ↑，白蛋白

38.5 g/L ↓。EB 病毒（Epstein-Barr virus，EBV）核酸定量检测结果显示，3.11×10^3 拷贝 /ml。临床考虑症状性淋巴细胞增多症，EBV 感染。不除外传染性单核细胞增多症（infectious mononucleosis，IM）。

【案例分析】

IM 是由 EBV 感染所引起的淋巴细胞增殖性疾病，以发热、咽痛、淋巴结肿大、乏力、肝大、脾大、肝功能异常等临床特点，最常见于青少年和年轻人群。血中淋巴细胞增多并有异型淋巴细胞。血浆嗜异性凝集试验、EBV 抗体可呈阳性。血浆及血清中的 EBV 载量在 2 周内增高，具有很高的敏感度和特异度。IM 一年四季皆可发生，尤以秋末和春初多见。

本案例患者发热、咽痛、乏力，急性化脓性扁桃体炎，淋巴结肿大，脾大；血常规检测显示，淋巴细胞增高，可见异常淋巴细胞，血小板减少；生化检测结果显示肝功能损伤；EBV 核酸检测结果显示，EBV 检测阳性，EBV 感染。诊断不除外 IM，考虑症状性淋巴细胞增多症。

【知识拓展】

EBV 为疱疹病毒科，疱疹病毒Ⅳ型，是一种嗜人类淋巴细胞的疱疹病毒，为双链线性 DNA。EBV DNA 载量测定已被广泛应用于 EBV 相关疾病的诊断、病情监测、治疗效果评估和预后判断等。血清、全血、咽拭子、无菌体液（如 BALF、脑脊液）等样本可检测 EBV DNA，用于 EBV 相关疾病的辅助诊断，检测方法采用实时荧光定量 PCR 法。

EBV-DNA 检测的临床意义如下。

1. EBV 的急性感染（如 IM），可在感染早期明确病因，IM 推荐使用血清或血浆样本检测。

2. 可用于鼻咽癌治疗效果的监测，采用实时荧光定量 PCR 法直接定量监测血液中的 EBV DNA，可准确、及时地反映鼻咽癌在体内的生长与消除，可作为治疗后复发和转移的监测指标。一项研究表明，放疗后血浆 EBV DNA 是最有意义的预后生物标志物。

3. 免疫缺陷患者 EBV 原发性感染（X 连锁淋巴增生症、移植患者等）由于免疫缺陷患者抗体反应不足，核酸载量检测有助于原发 EBV 感染的诊断，推荐使用全血或外周血单个核细胞（peripheral blood mononuclear cell，PBMC）标本进行 EBV DNA 动态检测。

4. 慢性活动性 EBV 感染（chronic active EBV infection，CAEBV）患者外周血中 EBV 载量较健康携带者明显升高，血清或血浆中 EBV DNA 阳性，或外周血 PBMC 中 EBV DNA 高于 $10^{2.5}$ 拷贝 /μg。有研究表明，CAEBV 患者 PBMC 中 EBV DNA 为阳性，而血浆中 EBV DNA 检测为阴性。因此，对于临床怀疑 CAEBV 的患者，若血清或血浆标本 EBV DNA 检测均为阴性，可进一步采用外周血 PBMC 检测 EBV 核酸载量，且 CAEBV 通常为高载量。

5. EBV 相关噬血细胞性淋巴组织细胞增生症（EBV-associated haemophagocytic lymphohistiocytosis，EBV-HLH）患者血清或血浆中有高水平的 EBV 核酸载量。同时监测血清或血浆中 EBV DNA 载量有助于评估治疗效果。

6. 血清或血浆中的 EBV DNA 可作为 EB 病毒相关淋巴瘤治疗效果评估和预后判断，主要包括霍奇金淋巴瘤（Hodgkin lymphoma，HL）和非霍奇金淋巴瘤（non-Hodgkin lymphoma，NHL）。

7. 动态监测 EBV 核酸载量，及时采取措施对于预防胃癌和移植后淋巴细胞增殖性疾病（post-transplant lymphoproliferative disorder，PTLD）的发生有临床意义。血浆中 EBV 核酸载量监测有助于评估 PTLD 治疗效果。

【参考文献】

［1］于嘉，任立红. 传染性单核细胞增多症研究进展［J］. 军医进修学院学报. 中国医师进修杂志，2016，39（5）：475-478.

［2］全国儿童 EB 病毒感染协作组，中华实验和临床病毒学杂志编辑委员会. EB 病毒感染实验室诊断及临床应用专家共识［J］. 中华实验和临床病毒学志，2018，32（1）：2-8.

［3］尚红，王毓三，申子瑜. 全国临床检验操作规程［M］. 4 版. 北京：人民卫生出版社，2014.

［4］DUNMIRE S K，VERGHESE P S，BALFOUR H H Jr. Primary Epstein-Barr virus infection［J］. J Clin Virol, 2018, 102: 84-92.

［5］LIEBOWITZ D, KIEFF E. Epstein-Barr virus［M］// ROIZMAN B, WHITLEY
R, LOPEZ C. The human herpesviruses. New York: Raven Press, 1993: 107.

［6］KIMURA H, HOSHINO Y, KANEGANE H, et al. Clinical and virolgic
characteristics of chronic active Epstein-Barr virus infection［J］. Blood, 2001, 98(2):
280-286.

［7］CHAN A T C, HUI E P, NGAN R K C, et al. Analysis of plasma Epstein-Barr virus
DNA in nasopharyngeal cancer after chemoradiation to identify high-risk patients for
adjuvant chemotherapy: a randomized controlled trial［J］. J Clin Oncol, 2018, 10:
JCO2018777847.

［8］CAMPO E, JAFFE E S, COOK J R, et al. The international consensus classification
of mature lymphoid neoplasms: a report from the Clinical Advisory Committee［J］.
Blood, 2022, 140(11): 1229-1253.

［9］ALAGGIO R, AMADOR C, ANAGNOSTOPOULOs I, et al. The 5th edition of the
World Health Organization classification of haematolymphoid tumours: lymphoid
neoplasms［J］. Leukemia, 2022, 36(7): 1720-1748.

［10］SWERDLOW S H, CAMPO E, HARRIS N L, et al. WHO Classification of Tumours
of Haematopoietic and Lymphoid Tissues［M］. Rev. 4th ed. Lyon: International
Agency for Research on Cancer, 2017.

五 结核分枝杆菌 - 环介导等温扩增法检测结果为阴性的肺结核

案例介绍

　　患者，女性，26岁，以"咳嗽、咳痰2个月"为主诉收治呼吸与危重症医学科病房。患者2个月前受凉后出现咳嗽、咳痰，自觉痰多，呈黏痰。主诉自幼不会吐痰，痰色、有无咯血不详，无臭味、铁锈味，伴鼻塞、流涕、咽干痒不适，自行口服"感冒药"（具体不详）。鼻塞、流涕症状1周左右缓解，仍持续咳嗽、咳痰伴咽部不适，咳嗽不剧烈，无发热、乏力、盗汗，无胸闷、气短，无恶心、呕吐，无反酸、烧心，无腹痛、腹泻，无尿频、尿急、尿痛。1天前于门诊就诊，患者初步检查结果显示：① CT胸部平扫显示右肺上叶体积缩小，右肺上叶可见斑片状密度增高影，边缘稍模糊；②血常规检测、C反应蛋白检测结果显示，白细胞计数 8.9×10^9/L，中性粒细胞计数 4.4×10^9/L，淋巴细胞计数 4×10^9/L↑，C反应蛋白 0.29 mg/L，血红蛋白 136 g/L，血小板计数 197×10^9/L。

　　根据初步检查结果，初步诊断为肺炎、咽炎、低钾血症，但不除外肺结核、气管结核。给予患者抗感染治疗，以及口服化痰和其他改善上呼吸道症状的药物后，患者仍有咳嗽、咳痰，自觉痰量较前无明显减少且无法咳出。为进一步检查寻找病因，完善相关实验室检查。① OT试验：第一次结果为阴性，第二次结果为"++"。②血液检测：类风湿因子 18 U/ml↑，抗链球菌溶血素O 229.3 U/ml↑，红细胞沉降率 8 mm/h，降钙素原 0.02 ng/ml。白细胞计数 11.3×10^9/L↑，中性粒细胞计数 8.3×10^9/L↑，血红蛋白 116 g/L，血小板计数 190×10^9/L。③支气管吸取物和BALF标本检查：细菌涂片，未见细菌；真菌涂片，未见真菌；抗酸染色，未找到抗酸杆菌；

细菌和真菌培养，未见生长。④支气管活检：显示黏膜急慢性炎，可见较丰富淋巴细胞浸润，肉芽肿性炎及显著坏死；免疫组化抗酸染色结果为阳性。⑤结核分枝杆菌 - 环介导等温扩增法（TB-LAMP）检测结果为阴性。

【案例分析】

患者有肺部感染症状，但抗感染治疗效果差，临床考虑为结核可能性较大。病理组织免疫组化抗酸染色结果为阳性，而患者支气管吸取物和 BALF 标本抗酸染色和细菌培养均未找到抗酸杆菌，TB-LAMP 检测结果为阴性。免疫组化结果看似与其他检测结果相矛盾，回顾实验过程，其实不然。患者经支气管镜取部分支气管组织行病理检查后，未留取标本进行结核分枝杆菌核酸检测。后经免疫组化抗酸染色提示阳性，临床医师联系检验科补做结核分枝杆菌核酸检测。通常 TB-LAMP 检测样本为深部痰液或 BALF，可获得较多标本，提高阳性率；但此次检测样本为病理科脱蜡处理后的组织块，组织样本少，又因刮取组织块时难免会有残留，导致最终获取的核酸更加少，从而导致可能为阳性的标本无法检出，造成假阴性。

TB-LAMP 的特异性强、敏感度高，最小检测限为 1.28 拷贝 /μl，且操作简单，反应迅速，40 min 即可完成扩增反应。如临床遇到不典型、怀疑结核分枝杆菌复合群感染的患者，可借助 TB-LAMP 检测，快速进行诊断与鉴别诊断，为患者的救治节约宝贵的时间。

【参考文献】

［1］沈会平，张耀祺，杨坚，等 . 环介导等温扩增技术快速检测结核分枝杆菌核酸［J］. 临床检验杂志，2011，29（5）：378-380.

［2］中华人民共和国国家卫生和计划生育委员会 . 肺结核诊断标准（WS 288-2017）［J］. 新发传染病电子杂志，2018，3（1）：59-61.

［3］吴雪梅 . 环介导等温扩增技术在肺部感染性疾病常见病原体检测中的运用［D］. 拉萨：西藏大学，2019.

［4］WAHID M H, SJAHRURACHMAN A, SITORUS A H, et al. The role of TB-LAMP method in detecting mycobacterium tuberculosis from sputum of patients suspected of having pulmonary tuberculosis [J]. Acta Med Indones，2020，52（4）：352-359.

六 嗜肺军团菌核酸检测阳性结果的分析

案例介绍

　　患者，女性，79 岁。3 天前无明显诱因自觉活动后喘憋伴全身乏力，食欲减退，伴头晕；家属诉近 1 天患者"糊涂"，无发热、咳嗽、咳痰，无恶心、呕吐、腹痛、腹泻，无尿频、尿急、尿痛。上述症状持续不缓解，患者精神欠佳，遂至急诊科就诊。

　　入院后检查结果如下：①生化检测结果显示，葡萄糖 8.8 mmol/L ↑，血淀粉酶 12 U/L ↓，脂肪酶 51 U/L ↓，血肌酐 152 μmol/L ↑，钾 3.9 mmol/L，钠 129 mmol/L ↓，尿素 14.4 mmol/L ↑。②血常规检测结果显示，白细胞计数 10.1×10^9/L ↑，嗜中性粒细胞计数 9.8×10^9/L ↑，淋巴细胞计数 0.2×10^9/L ↓，血红蛋白 105 g/L ↓。③头部 CT 平扫显示，脑内多发腔梗灶，脑白质脱髓鞘改变，老年性脑改变。④胸部 CT 平扫显示，右肺下叶可见大片状实变影及磨玻璃影，原右肺下叶磨玻璃结节未见明确显示；左侧胸膜局限性增厚；主动脉及冠状动脉管壁钙化；胆囊多发结石。入院初步诊断为大叶性肺炎、高血压 3 级（极高危）、冠状动脉性心脏病、冠状动脉支架植入术后状态、2 型糖尿病、肾功能不全。

　　医师针对肺炎初步给予覆盖常见革兰氏阳性菌和革兰氏阴性菌的抗生素，联合覆盖不典型病原体如军团菌、支原体、衣原体等的抗生素治疗。但在治疗期间，患者卧床时仍有喘憋、乏力，间断咳嗽、咳黄痰，偶有咳出橘红色痰，痰黏不易咳出，夜间睡眠差、躁动、说胡话。

　　为查明病因做进一步检查：①静脉血生化检测结果显示，ADA 19.5 U/L ↑，

ALT 48.3 U/L↑，AST 46.7 U/L↑，超敏 C 反应蛋白 279.07 mg/L↑，白蛋白 29.6 g/L↓。②痰标本细菌涂片和培养结果显示，细菌涂片，见少量革兰氏阳性球菌；真菌涂片，可见酵母样真菌孢子；抗酸染色，未找到抗酸杆菌；细菌培养 + 鉴定，见口腔内正常菌群；真菌培养 + 鉴定，见光滑假丝酵母菌。③病原菌核酸检测——呼吸道病原菌核酸检测（基因芯片）结果显示，嗜肺军团菌阳性，其余均为阴性。此检查包括肺炎链球菌、金黄色葡萄球菌、肺炎克雷伯菌、铜绿假单胞菌、鲍曼不动杆菌、嗜麦芽窄食单胞菌、流感嗜血杆菌、耐甲氧西林葡萄球菌检测。

【案例分析】

痰标本病原菌核酸检测结果显示嗜肺军团菌阳性，结合患者表现为咳嗽、咳痰、头晕、乏力，超敏 C 反应蛋白 279.07 mg/L↑，肝功能异常、低钠血症，考虑军团菌肺炎可能性大。

【知识拓展】

嗜肺军团菌（*Legionella pneumophila*）为革兰氏阴性纤细小杆菌，呈多形性，菌体呈杆状，有时为线状。痰标本直接涂片可见革兰氏阴性细长小杆菌。培养特性为需氧，在含有 2.5%～5.0% CO_2 的环境中生长较好。营养要求苛刻，普通培养基、血琼脂平板和巧克力平板均不生长，生长过程中需要多种微量元素，目前公认最适宜的培养基是缓冲活性炭酵母浸出液，加上铁、L- 半胱氨酸和 α- 酮戊二酸，称为 BCYEa 培养基。嗜肺军团菌生长缓慢，BCYEa 培养基上培养 2～5 天可形成直径 1～2 mm、有光泽的灰白色菌落；在 F-G（Feeley Garman）琼脂培养基上培养 3～5 天可见针尖大小的菌落，在紫外线照射下可产生荧光。因军团菌耐酸而其他杂菌易被酸杀灭，从临床或环境标本中分离军团菌时，需先对标本进行酸处理，并使用选择性琼脂平板（在 BCYE 琼脂平板上加入抗菌药物等抑制杂菌），以提高军团菌的检出率。

大部分嗜肺军团菌菌株氧化酶试验呈阳性，触酶试验呈弱阳性，不分解糖类，动力、明胶、马尿酸钠试验呈阳性，脲酶和糖类利用反应均为阴性。多数嗜肺军团菌菌株产生 β- 内酰胺酶。

嗜肺军团菌广泛分布于自然水源、人工供水系统（冷却塔水、自来水池等）、空调冷凝系统、车辆水箱等环境中，尤其在空调冷凝水中的检出率最高。其是一种可引起军团菌肺炎和庞蒂亚克热的兼性胞内病原菌，主要侵染阿米巴原虫和人类巨噬细胞。军团病在世界各地均有发病，但主要在经济发达国家流行。我国多为散发报道，以嗜肺军团菌致病率最多，占 90% 以上，其中嗜肺军团菌 1 血清型和 6 血清型占 75%。军团病好发于夏秋季，细菌通过空气传播，易侵袭慢性器质性疾病或免疫功能低下的患者，最常引起肺炎。嗜肺军团菌肺炎的临床表现以咳嗽、发热、胃肠道症状、低钠血症和肝功能异常为主，可伴有多系统损害、庞蒂亚克热，与其他病原体引起的肺炎症状类似，通常难以区分。嗜肺军团菌肺炎的确诊主要依据尿抗原、痰 PCR、痰或 BALF 培养检测结果。

CT、培养等传统辅助检查结果均不能准确找到病原菌，而采用 PCR 可更快、更准确地提示嗜肺军团菌阳性，从而为临床提供诊断依据，指明方向，提高诊治效率。类似患者可优先采用 PCR 进行检测。PCR 作为一种常规、可靠的核酸扩增技术，常与其他分子生物学技术手段结合使用，如基因芯片和高通量测序，进而缩短检查时间，提高诊疗效率。

军团菌药敏试验尚无统一标准，且与临床治疗反应不一致，故不主张进行体外药敏试验。目前，已取得明显临床效果的抗菌药物首选左氧氟沙星或莫西沙星、阿奇霉素或红霉素 ± 利福平，次选阿奇霉素、喹诺酮类药物。

【参考文献】

［1］李亚蒙，宿振国，王涛，等. 嗜肺军团菌的致命武器——效应蛋白［J］. 中国卫生检验杂志，2022，23（6）：766-769.

［2］于金鹏，高巍. 二代基因测序技术确诊嗜肺军团菌肺炎 1 例及文献回顾［J］. 中外医学研究，2022，20（16）：153-156.

［3］NIU C Y, ZHANG Y J, ZHANG Y. Evaluation of a most probable number method for detection and quantification of *Legionella pneumophila*［J］. Pathogens, 2022, 11（7）: 789.

［4］KLEINBERG K A, ANTONY S J. *Legionella pneumophila* pneumonia in pregnancy:

a case report and review of the literature[J]. Infect Disord Drug Targets, 2020, 20(2): 247-252.

[5] CHEN Y C, LEE C H. Community-acquired *Legionella pneumophilia* pneumonia presenting with spontaneous pneumothorax[J]. Kaohsiung J Med Sci, 2017, 33 (10): 530-532.

第七章
临床输血学检验
实用案例

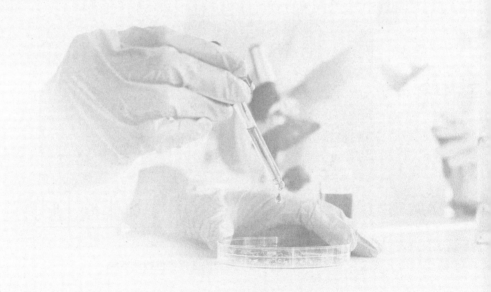

一 血型不确定的处理

案例介绍

　　患者，男性，37 岁，因病情需申请应用 1 个治疗量的血小板。按输血流程进行输血相容性检测，正定型出现双视野，抗体筛查试验结果为阴性。重新复查后，结果仍为双视野（图 7-1）。因此，检验师怀疑此患者可能有以下 2 种情况：①曾有过非同型血液的输注；②血型为亚型。与临床医师联系后，患者家属来血库进行沟通，得知患者曾在外院输注过 O 型 Rh（D）阳性红细胞；但其 1 个月前到血液中心血型室做血型检测，确认为 AB 型 Rh（D）阳性。随后按正常流程发出 AB 型 Rh（D）阳性的血小板为患者继续治疗。

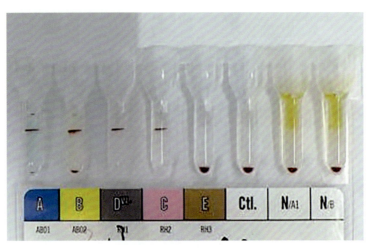

图 7-1　复查输血相容性检测结果

【案例分析】

1.ABO 血型与 Rh 血型不同，Rh 血型经过红细胞 120 天的代谢会恢为复患者的原始血型，而 ABO 血型不会通过代谢而减弱或消失。因此，ABO 血型的鉴定意义更为重要。

2. 血库工作的特殊性要求工作人员必须具备高度的责任心，对结果的判读必须认真严谨，一丝不苟。遇到疑难血型时应追查到底，保证从血库发出的每一袋血液制品都是安全的，且与患者的血型相符。

【知识拓展】

血型不确定可表现为正定型不确定和正反定型不符。

1. 正定型不确定 正定型不确定为可能曾在紧急情况下输注非同型血液，经过红细胞 120 天的代谢后，恢复为原始血型。

2. 正反定型不符 可能原因包括：①受血者自身问题，如血浆抗体减弱或消失、红细胞抗原减弱、出现不规则抗体、自身免疫性溶血性贫血、冷凝集、亚型等；②技术操作失误，如试验用品不清洁、标本加错、试剂污染或失效、细胞和血清之间比例不当、标本溶血、漏加试剂、结果判读错误等。

出现血型不确定的情况要及时排除各种可能，积极联系临床医师，了解患者的用药史、输血史和既往史，防止出现差错。

【参考文献】

［1］冯，格罗斯曼，希利尔，等. AABB 技术手册：第 18 版［M］. 桂嵘，陈秉宇，黄远帅，等译. 长沙：中南大学出版社，2019.

［2］陈赞兵. 微柱凝胶法检测 ABO 血型正反定型不符的影响因素分析［J］. 检验医学与临床，2019，16（4）：560-562.

［3］朱晓璐. O 型血受者接受 ABO 血型不合肝移植的临床分析［D］. 杭州：浙江大学，2019.

［4］王妮娜. ABO 疑难血型的鉴定分析思路和所需试剂应用研讨［J］. 中国卫生标准管理，2019，10（12）：113-114.

［5］迟晓云，谭海艳，冯智慧，等. ABO 疑难血型 3 步分析法鉴定抗体极度减弱致血型鉴定困难 1 例［J］. 中国输血杂志，2013，26（10）：1036-1037.

案例介绍

患者，男性，35 岁。血常规检测结果显示，白细胞计数由 30×10^9/L 降为 3×10^9/L，中性粒细胞和淋巴细胞计数为 0，故转入医院急诊科进一步治疗。入院后做血常规检测，发现红细胞计数与血红蛋白严重不符，平均红细胞血红蛋白含量（mean corpuscular hemoglobin，MCH）和平均红细胞血红蛋白浓度（mean corpusular hemoglobin concentration，MCHC）均极高，仪器报警怀疑血液出现冷凝集现象。同时患者还需做血型鉴定，检验师先用新鲜血液标本进行试验，结果初看是 AB 型 Rh（D）阳性，但血常规检测结果考虑此患者标本有冷凝集可能。因此，对此标本进行 37℃ 水浴后，再次进行血常规检测，直至最后 2 次仪器未报警冷凝集，且结果相差不大，再重新进行血型鉴定。结果发现，抗 -B 似乎没有凝集，于是从 AB 型变为 A 型。为保证结果的准确性，又采用经典的试管法来完成检测，操作过程为：①将血液离心，配制成 3% ～ 5% 的红细胞悬液，将配制好的悬液和全血一并放在 37℃ 水浴箱里温浴；②温浴约 15 min，取出红细胞悬液做正反定型；③首次离心后发现抗 -B 未凝集，抗 -A 有凝集，Rh（D）阳性，反定型 A 和 B 型似乎均有凝集，出现正反定型不一致的结果；④将正反定型试管重新放至 37℃ 水浴箱里继续浴温，约 10 min 后，重新离心，结果发现抗 -A 和抗 -B 的凝集扣完全散开，反定型 A 和 B 确为凝集；⑤最后结果以"O 型 Rh（D）阳性"发出报告，与之前的 AB 型完全不同。

【案例分析】

冷凝集标本不能按照常规玻片法鉴定血型（正定型）。常规玻片法常采用全血进行鉴定，但对冷凝集标本很难区分是真凝集还是冷凝集，从而影响结果。按经典试管法，配制红细胞悬液（3%～5%），温浴 20～30 min 后进行正反定型，并且可以反复温浴、离心观察结果，且必须加做反定型，只有正反定型一致才可报告检测结果。反定型结果提示，应寻找正定型假性凝集带来的错误。

【知识拓展】

冷凝集现象一般是由于体内冷凝集素过高而导致血液在体外、低温条件下产生的红细胞自凝现象。冷凝集素是一种大分子 IgM 型自身抗体，能在低于 37℃条件下凝集细菌、红细胞等颗粒抗原。其引起的凝集反应温度一般 < 30℃，其最高滴度在 4℃时出现；当温度上升到 37℃时，凝集现象消失。

冷凝集现象产生的原因包括：①支原体感染，支原体肺炎患者感染后第 2 周冷凝素滴度为 1:40～1:80 或更高，第 4 周达高峰；②一些自身免疫性溶血性贫血患者可能激发支原体肺炎，冷凝集素滴度增高，可达数万；③传染性单核细胞增多症、重症贫血、骨髓瘤和腮腺炎等疾病也可有阳性反应。

【参考文献】

[1] 尚红，王毓三，申子瑜. 全国临床检验操作规程 [M]. 4 版. 北京：人民卫生出版社，2015.

[2] 冯，格罗斯曼，希利尔，等. AABB 技术手册：第 18 版 [M]. 桂嵘，陈秉宇，黄远帅，等译. 长沙：中南大学出版社，2019.

[3] 冯旭. 冷凝集患者的血型鉴定及输血策略 [J]. 齐齐哈尔医学院报，2019，40（4）：463-465.

[4] 褚笑眉，张海燕，刘久波. 冷凝集素对交叉配血的影响及处理分析 [J]. 临床血液学杂志，2016，29（2）：135-136.

[5] 李雪，陈信. 冷凝集素对输血安全的影响 [J]. 深圳中西医结合杂志，2019，29（5）：84-85.

三 巨球蛋白血症输血

案例介绍

患者，女性，79 岁，血型鉴定结果为 B 型 Rh（D）阳性。血常规检测结果显示，血红蛋白为 62 g/L，故需要申请应用 2 个单位的红细胞悬液。检验师进行输血相容性检测和交叉配血，结果显示正反定型不一致，抗筛Ⅲ细胞双视野，配血主侧（+−）（图 7-2）。与临床医师联系了解病情，发现此患者患有巨球蛋白血症 12 余年，但未积极进行治疗，仅靠使用激素和抗生素维持。检验师使用试管法复查患者反定型和抗体筛查试验结果。先将患者血液提前在 37℃水浴 30 min 后再进行各项检测，血型鉴定结果见图 7-3、图 7-4，混匀后可见 A1 细胞凝集（++），B 细胞散开，结果为 B 型。抗筛细胞在镜下呈散在状态（图 7-5），结果为阴性。镜下可见呈团状的纤维蛋白丝，可网住红细胞，在卡式凝胶中聚集，出现假阳性（图 7-6）。水浴后的配血为阴性。

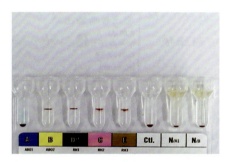
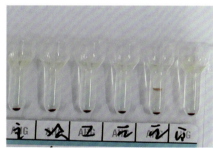

图 7-2　输血相容性检测和交叉配血结果

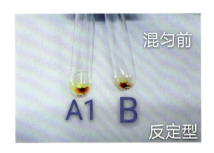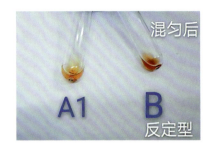

图7-3　试管法反定型结果

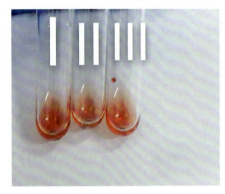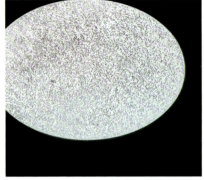

图7-4　试管法抗体筛查试验结果　　图7-5　抗体筛查试验中细胞显微
镜下状态

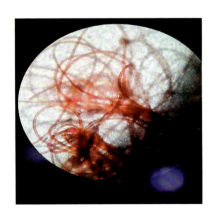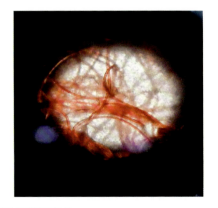

图7-6　显微镜下的纤维蛋白丝

【案例分析】

血液中IgM异常增多即为巨球蛋白血症，分为原发性和继发性。巨球蛋白血症属于分泌大量单克隆IgM（巨球蛋白）的浆细胞样淋巴细胞恶性增生性疾病，常累及 B 细胞。发生部位包括骨髓、淋巴结和脾。主要临床表现为巨球蛋白所致的高黏滞血症。巨球蛋白血症患者的 IgM 异常增高，可伴有冷凝集，进而干扰血清学试验，造成假性凝集，影响血型鉴定、抗体筛查试验和交叉配血。本案例患者的血液经 37℃ 水浴后，各项检测均为阴性。

【知识拓展】

巨球蛋白血症是由淋巴样浆细胞恶性增生、合成分泌大量单克隆巨球蛋白 IgM 所致的较为少见的疾病。据临床研究发现，90% 的患者检测出 MYD88 基因 L265p 突变，可能为该疾病的致病原因，但还需进一步研究。患者多为老年男性，主要临床表现包括有出血倾向、肝大、脾大、淋巴结肿大，肾损害表现为蛋白尿和肾衰竭。巨球蛋白血症目前无法治愈，多数患者采用对症治疗。该病病程长短不一，患者中数生存期约为 5 年，部分患者可生存 10 年以上。

约 25% 的 Waldenstrom 巨球蛋白血症患者无明显症状；有症状的患者可出现淋巴结肿大、肝大、脾大；此外，由于 IgM 升高，导致血液黏滞性显著升高，进而引起头晕、头痛等症状。肿瘤浸润器官引起一系列病症，包括贫血；多数患者伴有全血细胞减少，少数患者出现白细胞增多、血小板减少等现象。贫血是本病最常见的临床表现，多数患者在诊断时已有贫血。贫血的原因可能与红细胞寿命轻度缩短、造血功能破坏、溶血、血容量中度增加及出血相关，多表现为鼻、皮肤、黏膜出血，晚期可发生内脏等重要器官出血。

【参考文献】

［1］王立新，陈春霞，魏曾珍，等. 自身免疫性溶血性贫血患者输血治疗的回顾性分析［J］. 中国输血杂志，2017，30（1）：45-48.

［2］杨讯，郑章芳. 输血治疗在高粘滞综合征巨球蛋白血症患者中的效果分析［J］. 中外女性健康研究，2016（6）：51-54.

［3］唐海飞，谢一唯，陈秉宇. 具有高粘滞综合征的巨球蛋白血症患者输血治疗的方法和安全性研究［J］. 检验医学，2010，25（5）：400-402.

［4］卢媛，高明，王霞. 血浆置换在原发性巨球蛋白血症治疗中的应用［J］. 临床血液学杂志（输血与检验版），2012，25（12）：794-795.

四 手术患者血型与既往结果不相符

案例介绍

　　患者，男性，51岁。入院后进行血型鉴定，初筛结果为AB型Rh（D）阳性，与历史结果不符。该患者曾于1年前住院期间血型鉴定结果为O型Rh（D）阳性，并且手术备血输血相容性检测结果也为O型Rh（D）阳性。联系临床重新采血复查，结果仍为AB型Rh（D）阳性。因此，再次将血标本送至血库进一步鉴定，试管法复检结果正反定型均为AB型；用卡式复查，结果仍为AB型。同时查询该患者所有历史结果，发现近1年，此患者3次住院期间的乙肝五项检查结果不一致。通过以上结果比对说明，几次检测的血标本并非来自同一患者。

【案例分析】

　　患者3次住院期间的血型鉴定结果和乙肝五项检查结果不相符，故可推断出这3次住院的是不同患者，进而导致不一致结果的出现。在今后工作中，应严格把控接收标本流程，保证检测质量和报告的准确性，发现不合逻辑的结果要及时复查，及时与临床沟通，并做好标记和各项记录，积极配合住院实名制核验工作。

五 多种方法反复验证血型不一致

案例介绍

新生儿，男性，10 天。进行血型鉴定，鉴定结果为 AB 型 Rh（D）阳性。查看患儿的历史结果，3 天前血型鉴定结果为 O 型 Rh（D）阳性，2 次血型鉴定结果不一致（图 7-7）。找到 3 天前的血标本进行复检，结果与原始结果一致。为查明原因，进行以下试验验证。

首先，使用微柱凝胶法对 2 次标本进行正反定型复检血型。此患者第 1 次血标本血型为 O 型，RhD、RhC、RhE 阳性；第 2 次血标本血型为 AB 型，RhD、RhC 阳性。

然后，血标本用洗涤红细胞的方式重新做血型鉴定。第 1 次血标本血型红细胞洗涤前做为 O 型，红细胞洗涤后做仍为 O 型（图 7-8）；第 2 次血标本血型红细胞洗涤前为 AB 型，红细胞洗涤后做仍为 AB 型（图 7-9）。

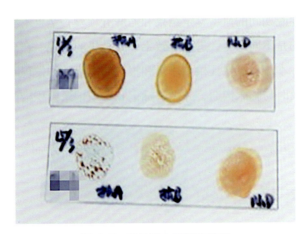

图 7-7　玻片法血型鉴定结果

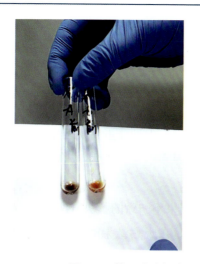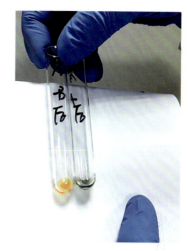

图 7-8　第 1 次血标本洗涤红细胞后血型鉴定结果

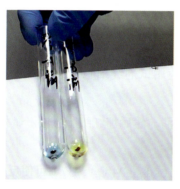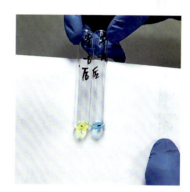

图 7-9　第 2 次血标本洗涤红细胞后血型鉴定结果

【案例分析】

　　检验师在工作中遇到问题时，可用多种方法反复验证。本案例患者的标本经反复验证结果如前，可见检验结果并无问题。在积极与临床沟通后，临床无法确定检验前过程是否有问题。同时该患儿第 1 次做血型鉴定时刚出生 2 天，此时无血型抗体；出生 3 ～ 6 个月后才能查出抗体，而抗原也较弱，血型也可能存在变异。

【知识拓展】

1. 红细胞血型鉴定结果不一致的可能原因

（1）技术原因：如未同时做正反定型、操作不规范等。

（2）生理性原因：如新生儿抗原较弱、老年人抗体减弱等。

（3）病理学原因：如血液病、恶性肿瘤、丙种球蛋白缺乏症等。

（4）其他原因：如细菌污染或遗传因素引起多凝集或全凝集、ABO亚型等。

2. 因技术原因导致红细胞血型鉴定结果不一致的解决方法

（1）ABO定型应同时进行正反定型。在观察结果时，既要看有无凝集，也应注意凝集强度和状态。

（2）检查分型血清质量性能，试剂是否冷藏保存，试管、滴管、玻片是否清洁干燥，微柱凝胶管内有无气泡、干涸现象。

（3）自制红细胞悬液应控制好浓度。红细胞悬液过浓或过稀、抗原抗体比例不适当等均可导致假阴性结果。若使用试剂红细胞悬液，使用前应充分混匀。

（4）检查操作步骤。试管法应先加血清，然后加红细胞悬液。微柱凝胶法反定型管应先于正定型加样。

（5）检查反应温度。常在室温下操作（20～24℃），37℃可使反应减弱。

（6）检查离心时间与速度是否符合要求，定期校验离心机。

（7）检查结果判读。观察时，应注意红细胞特异凝集、继发性凝固、缗钱状排列区别。

3. 因非技术原因导致红细胞血型鉴定结果不一致的解决方法

（1）重复做1次实验，待检者细胞用生理盐水洗涤3次，以解决与血浆蛋白或自身抗体相关的问题。

（2）对多次检测的待检者，本次与既往结果不符合或怀疑标本有污染时，应重新采血进行检测。

（3）与临床沟通，询问病史，以了解可能影响ABO定型的临床情况，如疾病诊断、输血史、移植史和用药史等。

（4）当正定型凝集较弱时，可孵育5～10 min后再离心以增强反应。反定型也可通过增加血清来增强反应。若反应仍较弱，可能为 ABO 亚型或受到其他因素影响。对受检者红细胞直接进行抗球蛋白试验可能有所帮助。

（5）当反定型 O 型红细胞出现凝集时，将待检者血清与自身细胞和 O 型筛选红细胞反应，以检测可能存在的自身抗体或同种抗体。

【参考文献】

［1］郑柳. 人类 ABO 血型变异的原因分析［J］. 实用医技杂志，2008，15（9）：1153-1154.

［2］王前，王建中. 临床检验医学［M］. 北京：人民卫生出版社，2015.

［3］刘成玉，罗春丽. 临床检验基础［M］. 5 版. 北京：人民卫生出版社，2012.

［4］冯，格罗斯曼，希利尔，等. AABB 技术手册：第 18 版［M］. 桂嵘，陈秉宇，黄远帅，等译. 长沙：中南大学出版社，2019.

［5］陈赞兵. 微柱凝胶法检测 ABO 血型正反定型不符的影响因素分析［J］. 检验医学与临床，2019，16（4）：560-562.

第八章
质量控制与医患关系

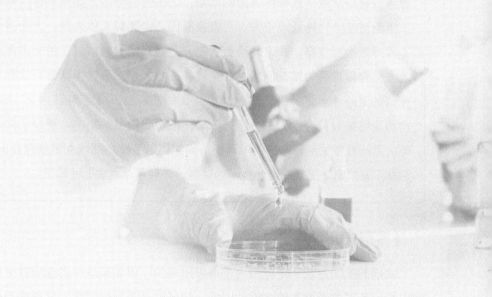

一 乙型肝炎病毒 e 抗体忽然不稳定

案例介绍

　　某日，乙肝病毒肝炎 e 抗体更换批号为 A 的试剂后，检验师按常规定标进行质控检测，定标曲线正常，质控在控。3 天后再次按照往常操作进行质控时，双水平失控，遂进行定标，单点定性，定标后平均相对光单位（relative light unit，RLU）为 22 905.7，质控在控；在接下来的 3 天里，每天做质控均提示双水平失控，连续进行定标，平均 RLU 依次为：48 709.3、91 287.3、59 614.3，发光值存在明显差异。按照往常经验，如频繁定标，检测系统一定存在问题，问题主要有以下 2 个方面：①仪器的原因，如某一管道有裂口渗液，或硬件方面的问题；②试剂的原因，如试剂在厂家保存不当而造成活性降低或损失。为查找原因，检验科工作人员一方面请仪器工程师来检查仪器，并未发现有管路开裂或其他异常情况；另一方面请技术支持查看是否为试剂问题。在工程师在场的情况下，再次进行定标，发光值如上所述。更换另一试剂批号为 B 的试剂后，平均 RLU 为 22 188.3，与历史结果较符合；为进一步排除某一瓶试剂造成的影响，更换了同一批号的另一瓶新试剂，结果仍不理想。因此得出结论：批号 A 试剂存在问题。后与厂家协商，更换库里此批号的试剂，之后再未发生上述情况。

【案例分析】

　　试剂的批间差在一定范围内是可以出现的。但如果连续出现质控失控，频繁定标，就需要考虑其他方面的因素，如仪器是否出现问题、试剂是否存在质量问题等。需要逐一进行排查，避免错误报告的发出。

【参考文献】

［1］LOH T P, MARKUS C, TAN C H, et al. Lot-to-lot variation and verification. Clin Chem Lab Med, 2022, 61（5）：769-776.

［2］KOH N W X, MARKUS C, LOH T P, et al. IFCC Working Group for Method Evaluation Protocols. Lot-to-lot reagent verification：Effect of sample size and replicate measurement on linear regression approaches. Clin Chim Acta, 2022, 534：29-34.

关于血红蛋白异常的疑惑

案例介绍

患者，男性。血常规检测结果显示血红蛋白为 127 g/L，3 天后血红蛋白检测结果为 75 g/L，14 天后血红蛋白检测结果为 124 g/L。由于 3 次血红蛋白检测结果差异较大，为避免发出错误报告，检验师查看患者病历资料，发现患者在此住院期间并未做手术，无大量出血，也并未输血，故患者自身病情导致基本可以排除，考虑期间血液采集可能存在问题（输液端采血或血标本非本人的）。检验师将 3 天后和 4 天后的全血标本重新复查血红蛋白，结果与第 1 次无差异，便与采血护士沟通核实，得知并未从输液端采血。与主治医师沟通，医师也认为 3 次结果差异过大，与患者病情不符。因此，考虑全血标本非本人的可能性较大，对患者 3 天后和 4 天后的血液标本进行了血型鉴定，发现 2 次血标本的血型分别为 A 型和 B 型。再次与护士沟通确认，4 天后的标本因未与接班护士交接清楚，而导致患者信息条码贴错。

【案例分析】

检验的质量控制（简称"质控"）是指有效地控制所有影响检验报告质量的要素，确保检验质量。质控包括检验前（检验标本分析前）、检验中（检验标本分析中）、检验后（检验标本分析后）3 部分。检验前包括临床医师的申请、检验要求、患者准备、原始样本采集、运输到实验室和实验室内部的传递等。国内外均有报道显示，60% ～ 70% 的实验误差来自检验前，检验前的质控至关重要。检验前的质量管理，是检验工作过程中最基础，同时也是最重要的全面质控环节之一。然而，由于检验前的标本受多方因素影响，其中很大部分非检验科所能控制。很多时候，该部分工作是由临床医护人员完成。在此次事件中，护士采血失误造成的检验结果偏差，这在检验工作过程中并不少见。因此，在医护人员工作时，要严格执行"三查八对"。另外，检验科也应多与临床沟通反馈，确保标本采集合格无误。

当检验师发现异常结果，与历史差别较大时，在确保仪器状态、试剂质控等均在正常状态的情况下，需要找到原始标本进行核对、复查，同时结合患者病情冷静分析，积极寻找原因。

【参考文献】

［1］尚红，王毓三，申子瑜. 全国临床检验操作规程［M］. 4 版. 北京：人民卫生出版社，2015.

［2］丛玉隆，张海鹏，任珍群. 血液学检验分析前质量控制的重要因素——标本的采取及其控制［J］. 中华医学检验杂志，1998，21（1）：51-54.

［3］杨铁英. 检验和临床双向反馈模式对检验质量提升的影响［J］. 基层医学论坛，2023，27（11）：92-94.

［4］金向红. 完善检验分析前质量控制措施的探讨［J］. 中医药管理杂志，2016，24（22）：117-118.

［5］瞿月明. 论检验前质量控制与医护沟通的重要性［J］. 实用医技杂志，2015，22（2）：194-195.

投诉新型冠状病毒核酸结果报告延时

【患者投诉】

03：19发热患者来电投诉"隔离超过6 h，新型冠状病毒核酸结果仍未出"。发热门诊护士联系检验科，电话无人接听。总值班接诉后安抚患者情绪，并联系检验科了解情况。检验科工作人员回复：今天夜班标本数量较多，导致结果出得慢，虽然标本采集时间是20：50，但方舱实验室在23：00采接到该患者标本，从接到标本到凌晨3：20时间并未超过6 h。方舱实验室夜班只有1人上班，且在实验室不同区域工作，可能会有无法接听电话的情况。

【分析与解决】

新型冠状病毒感染大流行期间，检验科人员不仅要承担临床的日常检测，还需兼顾方舱实验室的核酸检测工作，故人员紧张又疲惫，各个岗位人员数量都压缩到最少，在后方尽可能为临床诊断提供最好的服务。本次投诉也是因人员紧张，从接收标本、患者信息录入、核酸提取、扩增，到最终结果审核成功，整个流程均需要一定时间，但夜班仅有1位检验师来完成全部过程，故耗时变长。但患者的诊断和治疗仍需放在首位考虑，检验师对报告延时、影响患者诊疗做出真诚道歉和深刻反省。检验科也针对此事给出相应的解决方案，要求收到标本后，优先处理加急的标本并优先报告，避免报告延时。同时注意观察采集时间（不要只关注接收时间），力争总体时间在控。

新型冠状病毒感染大流行期间投诉增加广泛存在于大多数医院。有研究对某大型三甲医院针对新型冠状病毒感染大流行期间的投诉进行分析，结果发现，内科就诊患者的投诉率最高，投诉原因主要为疫情常态化防控引起的预约时间长、就诊排队时间长和对疫情相关制度不理解，因医护态度不佳和医疗技术等相关投诉反而不多。也有研究对受理的"12345"政务热线工单进行分析，某医院疫情暴发期受理热线工单量远高于常态化防控期。因此，在疫情暴发期，医护人员和相关工作人员在控制疾病传播的过程中，也应重视大众的情绪和心理状态。

【参考文献】

［1］郑丽娟，楼芳芳，江林梅. 新型冠状病毒肺炎疫情常态化防控期间某大型三甲医院门诊医疗投诉原因分析与对策［J］. 海军医学杂志，2022，43（3）：304-307.

［2］张勤，徐道亮，王宇萌，等. 新冠肺炎疫情期间政务热线投诉特征分析［J］. 中华医院管理杂志，2022，38（7）：548-551.

四　医患沟通的重要性

【患者投诉】

检验师急诊夜班工作期间，患者持申请单到检验科窗口采血，于是有了以下对话内容。

检验师："不在检验科采血。"

患者："在哪抽血？"

检验师："找急诊护士问一下。"

患者："在哪个房间？"

检验师："我不知道具体哪个房间，您回护士站问一下。"

之后，患者着急生气，并口出恶语，同时对护士进行语言威胁。

【案例分析】

本案例也是因一件小事引起的口角之战，双方均有过错。本案例中的检验师可能由于工作繁忙，想仅以简单的语言完成患者的咨询工作，但患者在医院里是迷茫的，希望得到更明确的答复。在此，检验师的工作确实存在欠缺，应多为患者考虑，语言温和一些，便不至于最后发生纠纷。同时，患者因检验师未能满足其需求，便语言攻击也是不对的，应理解医师有时确实只能以最简单的方式回复，从而节约时间，加快速度完成检验报告。

当今社会，医患关系紧张已是社会热点，患者不理解医师的辛苦、疲惫，也不了解医师的工作流程，医师有时也可能忽略了患者患病时的焦虑心态。在此情况下，小小的一件事、一句话就可能引起纠纷，给双方带来不必要的困扰。医护相关工作者为减少医患纠纷，也对解决方法进行了多项研究。多项研究认为，应该从认知、制度、资源3个维度来预防医患纠纷，拉近医患双方的社会距离，提高共同内群体认同，降低维权成本、健全纠纷赔偿机制，加强媒体正向引导，引导患者理性维权，促进医患和谐相处。在未来的工作中，我们医护工作者也要学会科学沟通，放平心态，全心全意地为患者服务。

【参考文献】

[1] 金陆雅，赵士南，吕娜，等．基于图模型理论的医患纠纷冲突建模与调解对策研究 [J]．医学与社会，2022，35（8）：132-139．

[2] 黄善甲，邵海亚．基于扎根理论的县级医院医患纠纷研究 [J]．南京医科大学学报（社会科学版），2022，22（3）：253-259．

[3] 毕亚萱，丁川，王沛．不同社会距离下的共同内群体认同对医患纠纷中攻击行为的影响 [J]．温州医科大学学报，2023，53（4）：331-334．

[4] 高静雅．医务社会工作视角下预防医患纠纷的研究 [D]．太原：山西医科大学，2023．

[5] 吴政宇，冯杰．试探医患纠纷司法调解制度之完善——基于31省市28 151例司法案件的实证分析 [J]．医学与法学，2022，14（3）：77-81．